ビジュアル基本手技 10

確実にできる！ラリンジアルマスク

標準挿入法から挿入困難例への対応，
救急医療での使用まで

Laryngeal Mask Airway **Visual Manual of Clinical Basic Techniques**

岡本浩嗣，　村島浩二 ◆編
【北里大学医学部麻酔科】【新日鐵広畑病院麻酔科】

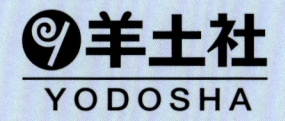

羊土社
YODOSHA

謹告

　本書に記載されている診断法・治療法に関しては，発行時点における最新の情報に基づき，正確を期するよう，著者ならびに出版社はそれぞれ最善の努力を払っております．しかし，医学，医療の進歩により，記載された内容が正確かつ完全ではなくなる場合もございます．

　したがって，実際の診断法・治療法で，熟知していない，あるいは汎用されていない新薬をはじめとする医薬品の使用，検査の実施および判読にあたっては，まず医薬品添付文書や機器および試薬の説明書で確認され，また診療技術に関しては十分考慮されたうえで，常に細心の注意を払われるようお願いいたします．

　本書記載の診断法・治療法・医薬品・検査法・疾患への適応などが，その後の医学研究ならびに医療の進歩により本書発行後に変更された場合，その診断法・治療法・医薬品・検査法・疾患への適応などによる不測の事故に対して，著者ならびに出版社はその責を負いかねますのでご了承ください．

序

　ラリンジアルマスクエアウェイ（以下，LMA）がDr. Brainによって初めて考案されたのが1980年代初頭だったことを考えると，すでに30年近くも経過したことになる．その間，気道確保の新たな手段としてのLMAの位置はほぼ確立されたといえる．さらに，挿管用LMAや胃管挿入が可能なLMA，ディスポーザブルLMAなども次々に開発されLMAは現在も進化し続けている．

　使用する側の我々の知識や技術はLMAの進化とともに歩んできているかというと，必ずしもそうではないと感じるのは私だけであろうか．なぜLMAはこのような形になっているのか？という根本的な疑問を解決するための解剖学的知識はもちろんのこと，実際使用していると，上手に挿入できる方法はないか？小児や挿管困難でも使用できるか？上手くフィットしないときなどのLMA使用時のトラブルへの対応はどうしたらよいか？よいトレーニング方法は？と次々に技術的な疑問がわいてくる．私自身このような疑問に即座に答えることのできるLMAの手引書の必要性を痛感していた．そこで，実際の医療現場や麻酔科医・救急集中治療医のための気道管理トレーニングコースなどでLMAの使い方を実際に教えてくださっている先生方に執筆をお願いし，羊土社のご協力で出来上がったのが本書である．ご多忙の合間に快く執筆を引受けてくださったことにこの場を借りて感謝いたしたい．

　さて，本書は編集部の協力のもと，できるだけ多くの実際の写真や模型の写真あるいはイラストを使用し，読者が初めてLMAを使用する際にも役立つように工夫したつもりである．また小児や救急，気道確保困難に遭遇した場合にも役立つように項目を設けた．さらに共同編者の村島浩二先生には特に入念に語句の統一を図っていただいた．本書が気道確保を施行する可能性のあるあらゆる医療関係者にお役に立ち，少しでも多くの症例に安全で確実なLMAの使用がなされることを祈ってやまない．また本書は読者の皆様方とともに発展したいと考えており，ご意見やご感想を編集部までいただければ誠に幸いである．

2009年春

北里大学医学部麻酔科

岡本浩嗣

ビジュアル基本手技 10

確実にできる！ラリンジアルマスク

標準挿入法から挿入困難例への対応，救急医療での使用まで

Laryngeal Mask Airway **Visual Manual of Clinical Basic Techniques**

■ 序 ─────────────── 岡本浩嗣　3

PART I　基礎編・準備編

§1　仕組みと種類を理解しよう
鈴木昭広

1-1 ▶ 仕組みと種類を理解しよう ── 10

1）気道閉塞と気道確保 ……… 10
2）ラリンジアルマスクとは ……… 10
3）ラリンジアルマスクの基本構造 … 11
4）経口エアウェイとの違いは？ …… 12
5）喉頭でのLMAの位置 ……… 12
6）LMAのサイズバリエーション …… 12
7）ラリンジアルマスク・プロシール（プロシール） ……… 13
8）プロシールの付属品，デフレーターとイントロデューサーについて …… 13
9）ラリンジアルマスク・ファストラック（挿管用ラリンジアルマスク，ファストラック） ……… 14
10）ラリンジアルマスク・フレキシブル（フレキシブル） ……… 15
11）ラリンジアルマスク・ユニーク（ユニーク） ……… 16
12）ラリンジアルマスク・Supreme（シュープリーム，本邦未発売） … 16
13）ラリンジアルマスク・CTrach（本邦未発売） ……… 17
14）ラリンジアルチューブ？ラリンジアルマスクと何が違うの？ ……… 17

§2　挿入に必要な口咽頭の解剖
村島浩二

2-1 ▶ 上気道の解剖 ── 18

1）上気道 ……… 18
2）口腔 ……… 18
3）咽頭 ……… 18
4）喉頭 ……… 19

2-2 ▶ 頭頸部体位と上気道の容積 ── 21

1）代表的な頭頸部体位（正中位，スニッフィング体位）とは ……… 21
2）頭頸部体位による上気道の変化 … 21

2-3 ▶ 頭頸部体位と上気道の面 ── 24

1）正中位 ……… 24
2）頸部前屈位 ……… 24
3）スニッフィング体位 ……… 25
4）LMA挿入に最も適した体位とは？ … 25

2-4 ▶ 下顎挙上と上気道 ── 26

1）MRIでみる下顎挙上中の上気道の変化 ……… 26
2）喉頭ファイバーでみる下顎挙上中の上気道の変化 ……… 26

CONTENTS

§3 マスク換気・気管挿管との違い　　　村島浩二

3-1 ▶ 人体へのストレスの違い — 28
1) 喉頭展開のストレス …………… 28
2) 気管チューブは気管異物，LMAは咽頭異物 …………… 28
3) 気管内吸引とストレス …………… 29

3-2 ▶ 気道を確保できる割合 — 30
1) 挿管が難しい症例 …………… 30
2) 挿管困難の原因とLMA …………… 30
3) マスク換気が難しい症例とLMA … 31
4) 気道確保困難とLMA …………… 31
5) LMAでの人工呼吸が困難な症例 … 31

3-3 ▶ 必要な物品の違い — 32
1) 気管挿管に必要な物品 …………… 32
2) LMAに必要な物品 …………… 32
3) 気管挿管に必要な薬剤 …………… 33
4) LMAに必要な薬剤 …………… 33
5) 必要な物品のまとめ …………… 33

3-4 ▶ カフの取り扱い — 34
1) 換気ガス漏れはカフ容量を増やせば解決するか？ …………… 34
2) プロシールのカフは特に注意 …… 35
3) 痰の排出とカフの位置 …………… 35

§4 標準挿入法を学ぼう　　　村島浩二

4-1 ▶ 挿入法について — 37
1) 挿入法の種類 …………… 37
2) LMAでの気道確保に期待すること … 37
3) 3つの特徴を引き出す挿入法 …… 37
4) 標準挿入法は嚥下と同じ？ …… 38

4-2 ▶ カフの形と持ち方 — 40
1) 正しい脱気の仕方とカフの形 …… 40
2) よくないカフの形 …………… 41
3) 正しい持ち方（人差し指挿入法）… 41
4) よくない持ち方 …………… 42
5) プロシールとイントロデューサー（イントロデューサー挿入法）…… 42

4-3 ▶ マスクを咽頭まで進める — 43
1) 口腔に進める …………… 43
2) 咽頭に進める …………… 43
3) 食道に進める …………… 44
4) 右人差し指を抜く …………… 44

4-4 ▶ 挿入から換気へ — 46
1) カフに空気を注入する …………… 46
2) 換気状態とシール圧を確認する … 46
3) プロシールでは胃管を挿入する … 47
4) エアウェイチューブを固定する …… 47
5) 人工呼吸を開始する …………… 48

4-5 ▶ クラシックの挿入異常 — 49
1) 正しく挿入されたクラシック …… 49
2) 換気ができない …………… 49

4-6 ▶ プロシールの挿入異常 — 51
1) 正しく挿入されたプロシール（気道と食道の分離）…………… 51
2) 換気ができない …………… 51
3) 換気はできるが漏れが多い …… 52
4) 換気はできるが胃管が入らない … 52

4-7 ▶ 挿入が難しい場合には — 53
1) 挿入のポイントを再確認する …… 53
2) 口腔から咽頭に上手く入らない（プロシールで換気ができるが胃管が入らない）→ 傍正中法 …………… 53
3) カフ先端が声門に入ってしまう → 下顎挙上 …………… 54
4) プロシールでの胃管の利用 …… 54

PART II 実践編

§1　全身麻酔での使用法
古賀和徳

1-1 ▶ 全身麻酔でのラリンジアルマスクの適応と禁忌 ── 56
1）LMA適応の原則 …………… 56
2）LMAによる全身麻酔の術式別難易度 ………………… 56

1-2 ▶ 全身麻酔の導入にあたって ── 59
1）前投薬 …………………… 59
2）導入直前のチェック ………… 59
3）麻酔の導入 ……………… 60

1-3 ▶ 気道合併症を減らす挿入のコツ ── 62
1）気道の有害反射が起こったときの対処法 ……………… 62
2）プロポフォール vs チアミラール … 62
3）LMAの位置異常 ……………… 63
4）プロシール挿入の一例 ……… 63
5）喉頭蓋の折れ曲がりを防ぐコツ … 64

1-4 ▶ 麻酔の維持 ── 65
1）全身麻酔のみの場合 ………… 65
2）全身麻酔＋硬膜外（脊髄くも膜下）麻酔併用の場合 …………… 65
3）自発呼吸か補助呼吸か ……… 66
4）クラシック vs プロシール ……… 66
5）プロシール挿入の変法：ブジー法 … 67
6）麻酔維持中の換気ガス漏れ …… 67
7）換気ガス漏れのときに誤解されやすいこと ………………… 68

1-5 ▶ 麻酔からの回復 ── 69
1）LMA抜去のタイミング：覚醒してから？まだ麻酔が深いうち？ …… 69
2）推奨される抜去法 …………… 69
3）麻酔からの回復での注意点 …… 69
4）LMA抜去の手順のまとめ ……… 69

§2　救急医療での使用法
佐藤　仁，中村京太

2-1 ▶ 救急医療での使用法 ── 71
1）気管挿管は万能ですか？ …… 71
2）救急現場 その1：心肺蘇生 …… 71
3）救急現場 その2：肥満にみる気道確保困難 ………………… 72
4）救急現場 その3：小児の気道確保困難 ……………………… 74
5）救急現場 その4：開口障害による気道確保困難 …………… 74
6）救急現場でのLMAの役割 …… 74

§3　ラリンジアルマスクの合併症とその予防法を理解しよう
中澤弘一

3-1 ▶ ラリンジアルマスクの合併症とその予防法を理解しよう ── 77
1）LMAの合併症を大まかに理解しよう ……………………… 77
2）LMA挿入時の有害反射：安全な麻酔導入を行うために …… 77
3）マスクの位置異常：その診断法と対処法 ………………… 78
4）胃内容逆流，嘔吐：誤嚥を食い止める … 79
5）術中の気道閉塞：何が原因かを特定する ………………… 81
6）術後の咽頭の痛みと違和感：カフ圧の管理とスムースで愛護的な挿入を … 82
7）神経学的合併症：これもカフとチューブの圧迫が要因 ……… 82

CONTENTS

PART III 応用編

§1 挿管用ラリンジアルマスクの仕組みと使用法　　岡本浩嗣

1-1 ▶ 挿管用ラリンジアルマスク（挿管用LMA，ファストラック） ——— 84
1) 挿管用ラリンジアルマスクの構造 … 84
2) 挿管用LMA（ファストラック）挿入方法 ……… 85
3) トラブルシューティング ………… 90
4) ファストラックの挿管困難での位置づけ ……………… 90

§2 気道確保困難症例での使用　　岡本浩嗣

2-1 ▶ 気道確保困難（Difficult Airway）症例におけるラリンジアルマスクの使用 — 91
1) マスク換気困難症例の定義 ……… 91
2) 気管挿管困難症例の定義 ………… 92
3) LMAは挿管困難とマスク換気困難の両方で使える ……… 92
4) アメリカの気道確保困難の対策とLMA ……………… 92
5) イギリスの気道確保困難の対策とLMA ……………… 93
6) ファストラック以外のLMAの気管挿管補助器具としての特徴と問題 ……… 93
7) クラシックによる盲目的気管挿管 … 94
8) ファイバースコープガイド下にLMAから気管挿管する方法 ……… 94

§3 小児での使用法　　岡本浩嗣

3-1 ▶ 小児でのラリンジアルマスクの使用法 ——— 95
1) 小児でのLMAの適応と禁忌 ……… 95
2) 小児でのLMAとサイズ ………… 95
3) LMA挿入時の麻酔管理 ………… 96
4) LMA挿入時のポイント ………… 96
5) 気道確保困難の小児におけるLMAの使用 ……………… 97
6) 気道確保困難における気道管理の実際 ……………… 98

§4 ラリンジアルマスクの歴史と今後の動向　　水本一弘

4-1 ▶ ラリンジアルマスクの歴史と今後の動向 ——— 99
1) LMA登場以前の声門上気道確保器具とは？ ……………… 99
2) LMAの登場：Dr. Brainの着眼点 … 99
3) LMAの普及：英国での販売開始から全世界へ ……………… 100
4) LMAの選択肢拡大その1：フレキシブルタイプの登場とサイズの追加 ……… 100
5) 救急現場へのLMAの導入 ……… 100
6) 気道確保困難（Difficult Airway）におけるLMA ……………… 102
7) LMAの選択肢拡大その2：LMAプロシールの登場 ……………… 102
8) LMAの選択肢拡大その3：ディスポーザブルタイプの導入 ……………… 102
9) 今後の動向その1：日本国内への導入が予想される製品 ……… 102
10) 今後の動向その2：さらなる可能性を秘めて ……………… 103
11) 年表 ……………… 104

- ■ 索引 ——— 105
- ■ あとがき ——— 村島浩二　108
- ■ 編者プロフィール ——— 109

執筆者一覧

■ 編　者

岡本浩嗣	HIROTSUGU Okamoto	北里大学医学部麻酔科
村島浩二	KOJI Murashima	新日鐵広畑病院麻酔科

■ 執筆者（掲載順）

鈴木昭広	AKIHIRO Suzuki	旭川医科大学救急集中治療部
村島浩二	KOJI Murashima	新日鐵広畑病院麻酔科
古賀和徳	KAZUNORI Koga	産業医科大学手術部
佐藤　仁	HITOSHI Sato	横浜市立大学附属病院麻酔科
中村京太	KYOTA Nakamura	横浜市立大学附属病院麻酔科
中澤弘一	KOICHI Nakazawa	東京医科歯科大学大学院医歯学総合研究科 心肺統御麻酔学
岡本浩嗣	HIROTSUGU Okamoto	北里大学医学部麻酔科
水本一弘	KAZUHIRO Mizumoto	和歌山県立医科大学中央手術部

PART I
基礎・準備編

§1 ● 仕組みと種類を理解しよう
 1-1. 仕組みと種類を理解しよう ……………………… 10

§2 ● 挿入に必要な口咽頭の解剖
 2-1. 上気道の解剖 ……………………………………… 18
 2-2. 頭頸部体位と上気道の容積 ……………………… 21
 2-3. 頭頸部体位と上気道の面 ………………………… 24
 2-4. 下顎挙上と上気道 ………………………………… 26

§3 ● マスク換気・気管挿管との違い
 3-1. 人体へのストレスの違い ………………………… 28
 3-2. 気道を確保できる割合 …………………………… 30
 3-3. 必要な物品の違い ………………………………… 32
 3-4. カフの取り扱い …………………………………… 34

§4 ● 標準挿入法を学ぼう
 4-1. 挿入法について …………………………………… 37
 4-2. カフの形と持ち方 ………………………………… 40
 4-3. マスクを咽頭まで進める ………………………… 43
 4-4. 挿入から換気へ …………………………………… 46
 4-5. クラシックの挿入異常 …………………………… 49
 4-6. プロシールの挿入異常 …………………………… 51
 4-7. 挿入が難しい場合には …………………………… 53

PART I 基礎・準備編

§1 仕組みと種類を理解しよう

1-1 仕組みと種類を理解しよう

鈴木昭広

> * ラリンジアルマスクは気管挿管とならんで気道確保の重要な器具です．最も使われるのは手術室ですが，救急外来や集中治療室でも使います．医師のみならず救急救命士の使用も認められており，その仕組みと種類について知っておきましょう．

1 気道閉塞と気道確保

始めに気道と気道閉塞について確認しておきましょう．ヒトは呼吸ができないと，およそ数分で生命の危機に陥ります．ヒトが生きていくうえで，呼吸が正しく営まれることはきわめて重要です．

人間は常に呼吸をして酸素を取り込み，二酸化炭素を排泄します．呼吸のための空気・酸素などの気体の通り道を気道といい，口腔・鼻腔〜咽頭・喉頭〜気管，気管支などが含まれます（図1）．私たちは夜眠ったり，お酒で泥酔したりするとイビキをかくことがありますが，このときは気道が狭くなっています（図2）．意識が低下すると重力に対抗して気道を確保することができなくなるためです．ひどい場合には，完全に気道が閉塞してしまうこともあります．主な原因として舌根沈下があります．また，外傷，異物による窒息などさまざまな原因で，気道のどの部分でも閉塞は起こりえます．生じた閉塞を解除して開通を保つことを気道確保といいます．

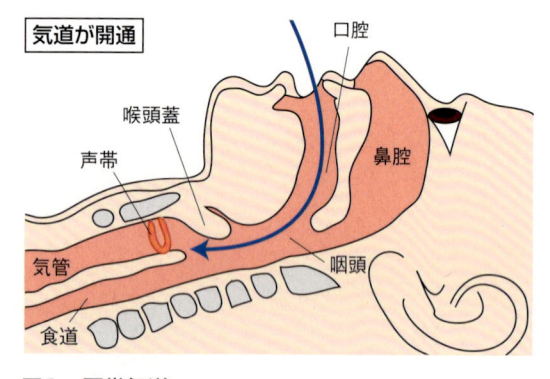

図1　正常気道

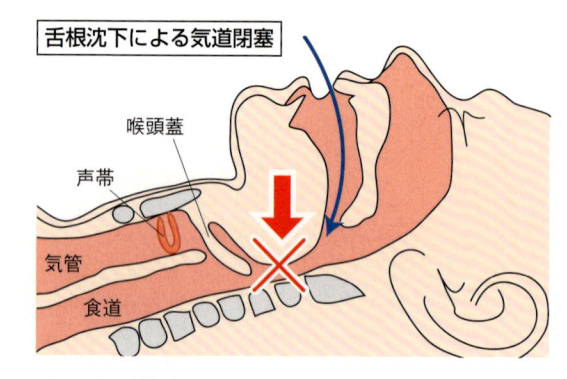

図2　気道閉塞

2 ラリンジアルマスクとは

ラリンジアルマスク（以下，LMA）は声門上エアウェイとよばれる道具の代表です．手術の麻酔における人工呼吸や，心肺蘇生時の気道確保に用いられます．どちらの状況でもマスク換気も気管挿管もできない緊急事態で，最初に気道確保をする器具として位置づけられています．

気道確保の方法はさまざまなものがあり，マスクを使った用手法は最も基本となる手技です．しかし，顔にマスクを密着させる操作を行いつつ，舌根沈下を解除するために下顎を引き上げるという，相反する操作を長時間維持し続けるのは，熟達者にとっても難しいことがあります（図3）．

一方，気管挿管はひとたび成功すれば気道確保状態の維持も換気も確実です．しかし，挿管には道具（喉頭鏡など）が必要で，場合によっては不可能なことがありま

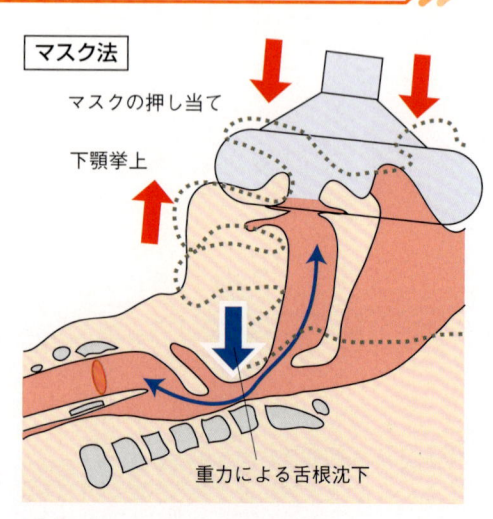

図3　マスク法による気道確保

す．また，気管にチューブを留置することは強い刺激になります．飲み物をほんの少し誤嚥すると激しく咳が出ることからも刺激の強さが理解できるでしょう（図4）．

LMAはイギリスの麻酔科医であるDr. Brainが「マスクよりも効果的に換気でき，気管挿管よりも侵襲が少なく，かつ簡単に使用できる気道確保器具」をコンセプトに開発しました．マスクと気管チューブの橋渡し的な役割をもつ道具で，舌根沈下を回避でき，喉頭よりも上側で生じた気道閉塞の解除に役立ちます．また，原則として挿入に道具は不要です（図5）．

これらのさらに詳しい違いについてはPART I §3（p28）で述べます．

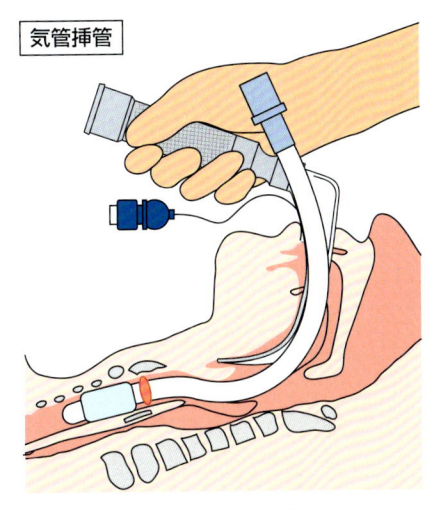

図4　気管挿管による気道確保

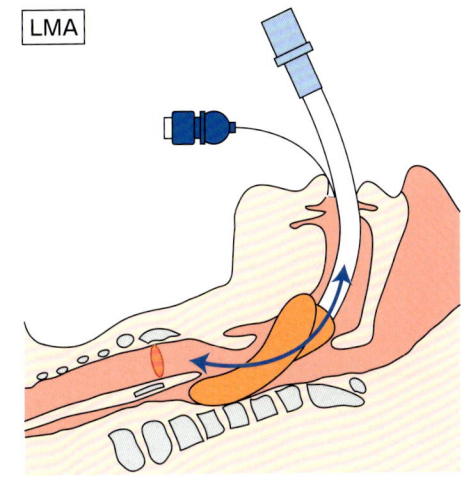

図5　LMAによる気道確保

ポイント
- LMAは医師のみならず救急救命士も使用できる気道確保器具
- マスクと気管チューブの橋渡し的な役割をもつ気道確保道具

3　ラリンジアルマスクの基本構造

図6に，最も一般的なLMA（クラシック）を示します．

LMAはエアウェイチューブとよばれる筒状構造と，大きな楕円型カフからなっています．エアウェイチューブがカフに開口する部分には2本の柵状構造（開口部バー）があり，喉頭蓋がチューブ内へ進入して内腔を閉塞するのを防止します．

挿入図（図7）を示します．LMAはエアウェイチューブで，気道閉塞の主な原因となる舌根部をバイパスします．

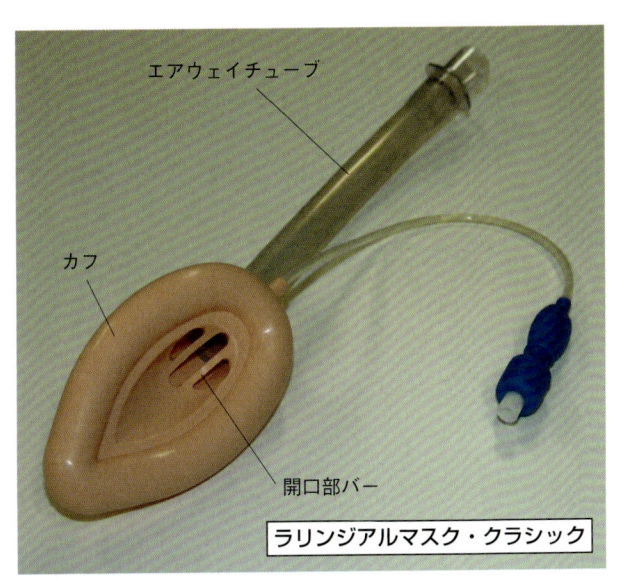

図6　ラリンジアルマスク・クラシック（クラシック）

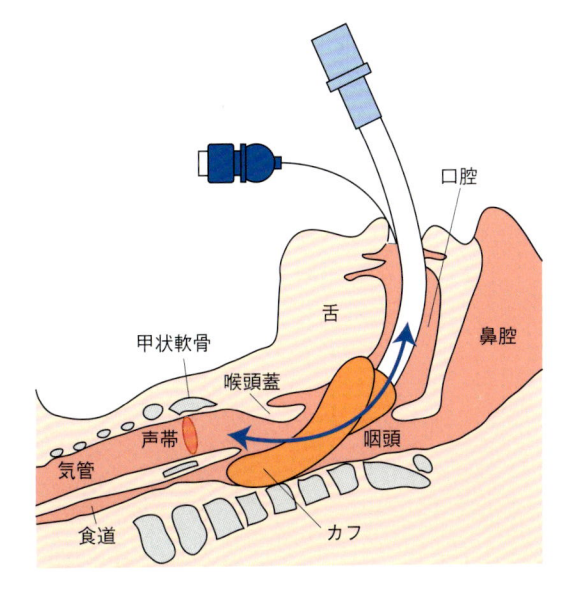

図7　LMA挿入図

LMAはエアウェイチューブの先の楕円形のカフにより，喉頭を包み込んで気密性を高め，開口部は喉頭正面に位置するようにデザインされています．カフはマスクより上方からの唾液などが喉頭に浸入してくるのを防止することができ，また，ある程度の陽圧換気も可能です．さらに，楕円型カフの先端は細く矢じり状になり，食道入口部を塞ぐような形状となっています．ただし，"塞ぐ"といっても食道からの逆流を完全に防止するわけではないため，まれながら誤嚥の危険があります．

このようにLMAは喉頭構造の上部，主に声門より上の気道閉塞を回避し，気道をある程度密閉することができる道具です．

4 経口エアウェイとの違いは？

閉塞しやすい舌根部をバイパスするだけの道具なら経口エアウェイがあります（図8）．経口エアウェイは，カフがないため気道上方由来の唾液・血液などが喉頭方向に浸入する恐れがあり（＝上からの攻撃に弱い），また，逆流した胃内容液を誤嚥する危険もあります（＝下からの攻撃に弱い）．

LMAのカフ構造は上からの攻撃に強く，下からの攻撃もある程度防止できることがご理解いただけたでしょうか？

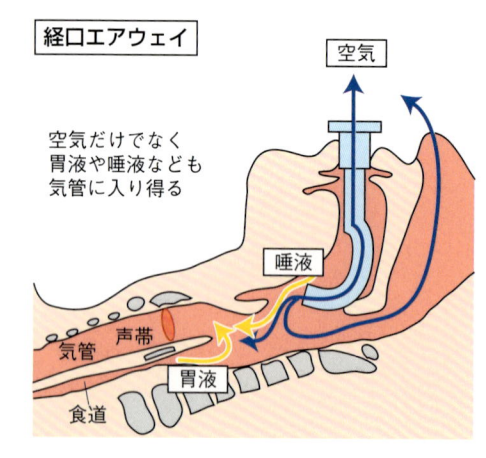

図8　経口エアウェイ

5 喉頭でのLMAの位置

LMAの挿入には，原則として喉頭鏡などの道具は必要ありません．舌根部を越えるように挿入し，それ以上進まなくなる部位まで進めます．適切に挿入された場合，エアウェイチューブの開口部は図9のように声門の正面に位置します（挿入法についてはp37, PARTⅠ§4を参照）．

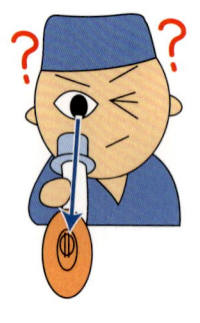

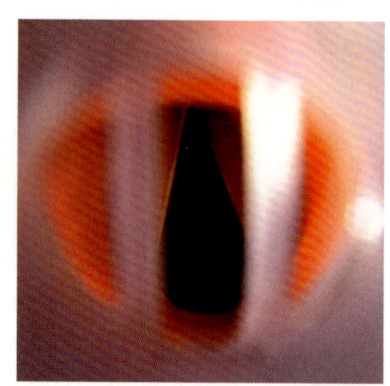

図9　挿入時の開口部からの観察図

6 LMAのサイズバリエーション

LMAは小児から成人まで幅広く使用でき，カフに注入する最大の空気容量はエアウェイチューブの横に印字してあります．ただし，LMAの種類によっては使用できるサイズに制限があります．表で○が利用可能なサイズです．

表　LMAのサイズバリエーション

サイズ	対象	体重	プロシール	フレキシブル	ファストラック
1	新生児	＜5 kg	×	×	×
1.5	乳幼児	5〜10 kg	○	×	×
2	小児	10〜20 kg	○	○	×
2.5	小児	20〜30 kg	○	○	×
3	小児	30〜50 kg	○	○	○
4	成人	50〜70 kg	○	○	○
5	成人	70〜100 kg	○	○	○

7 ラリンジアルマスク・プロシール（プロシール）

最初に登場したクラシックでは，陽圧換気時にカフ周囲から空気が漏れたり，胃内に空気が送り込まれたり，あるいは胃内容の逆流が起こった際に誤嚥の危険がありました．これらの欠点を補い，気道の密封性を高め，誤嚥のリスクを減らすために開発されたのがプロシールです（図10）．

プロシールには管が2本あります．カフ中央に開口するエアウェイチューブと，マスク先端に開口するドレーンチューブです．ドレーンチューブの役割は，名前の通りで胃内容のドレナージであり，胃管を留置して胃内容の吸引も行えます．

プロシールは楕円形カフの容量が増え，開口部までのマスクが深くデザインされ，喉頭蓋のチューブへの陥入による気道閉塞の危険が少ないため，開口部バーはありません．一体型のバイトブロックは，噛まれた際の内腔閉塞を防ぎます．青いパイロットバルーンについている赤色プラグは滅菌処理の際にカフを大気圧に開放するものです．

プロシール挿入図

次に挿入図（図11）を見てみましょう．クラシックと比べて，明らかにカフの厚みが増しています．

プロシールは，背面にもカフ（→）をもつダブルカフ構造です．空気を注入すると背面カフの膨張に伴いマスクが前方に移動して，喉頭に押しつけられて密封性が高まるのです．

図ではドレーンチューブにガムエラスティックブジー（ブジー）を挿入してあります．LMA先端から出たブジーはそのまま食道方向に誘導されていることがわかります（→）．

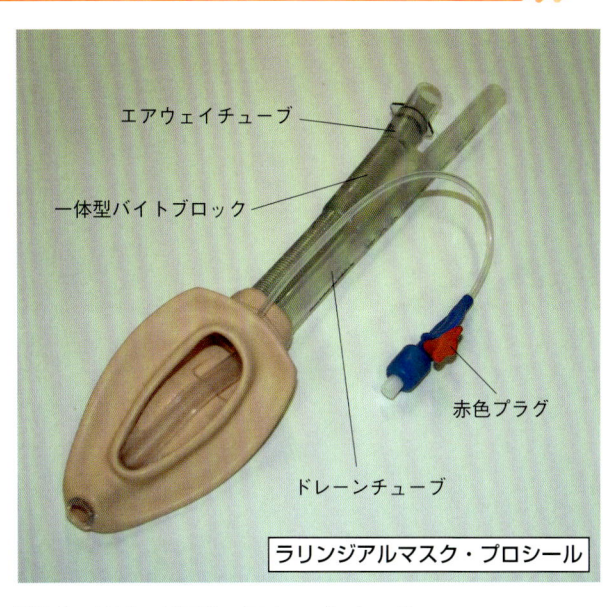

図10 ラリンジアルマスク・プロシール

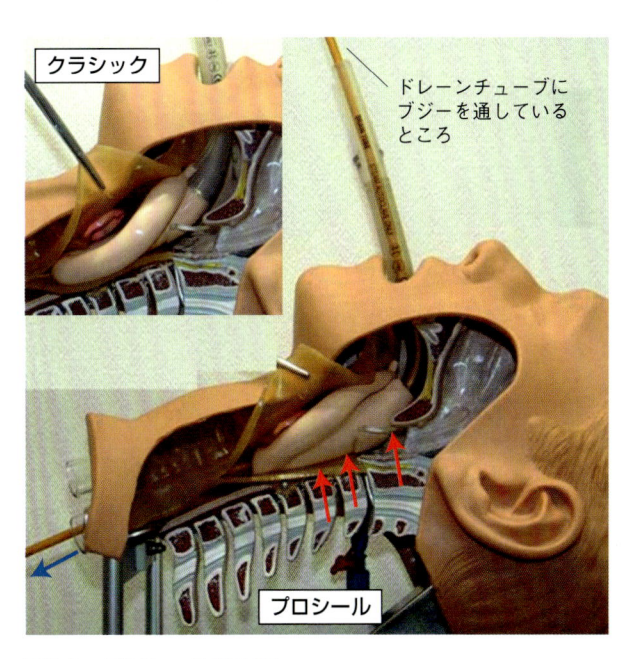

図11 プロシール挿入図

> **ポイント**
> ・プロシールは気道密封性が高く，陽圧換気が行いやすい
> ・ドレーンチューブは胃内容のドレナージのためにあり，胃管の挿入も行える

8 プロシールの付属品，デフレーターとイントロデューサーについて

プロシールには専用の付属品があります．大きな洗濯ばさみのようなデフレーターはカフを正しく脱気するための補助器具です．一方，金属製のイントロデューサーは挿入補助器具です．両方ともプロシールの使用に必須ではない器具ですが，使い方を知っていると便利です（図12）．

A）デフレータの使用法

プロシールのカフの背面に縁がくるように脱気します．デフレーターの短いバーに書いてある青矢印の先端の線（→）にカフの先端がくるように挟みます．このとき，開口部が見えないように伏せるのが正しい使い方です（図13）．

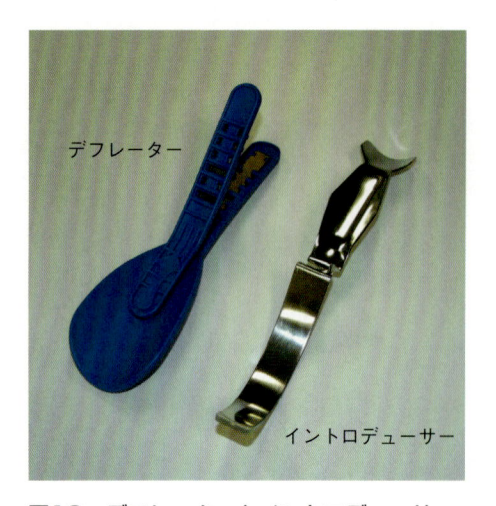

図12　デフレーターとイントロデューサー

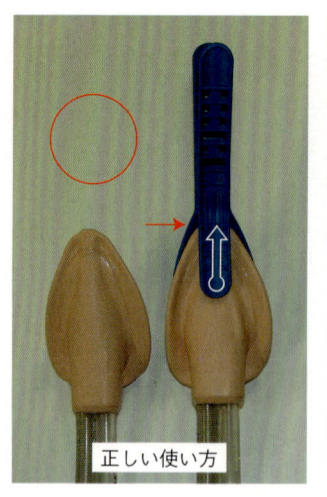

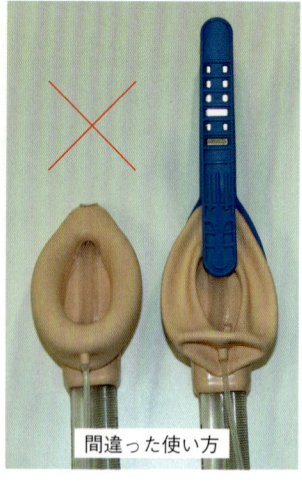

図13　デフレーターの使用方法

　正しくデフレーターに装着したら，注射器で完全にカフ内の空気を抜いて下さい．このとき，赤色プラグのキャップが閉じていることを確認しましょう．
　図13の右側にあるように開口部が見えるように挟んで脱気するのは誤りです．まずは正しい器具の使い方を覚えましょう．

B）イントロデューサー（図14）

　プロシールのみで使う挿入器具です．気道解剖に沿った形をしており，ハンドルもついているため（○），患者の口腔内に指を入れることなく挿入ができます．
　イントロデューサーの先端は必ずポケット状の固定ストラップ（○）にしっかりと差し込みます．また，イントロデューサーのくぼみはエアウェイチューブとドレーンチューブの間に挟み込むようにします（→）．
　イントロデューサーの弱点は，挿入時の抵抗が伝わりにくくなり，粘膜損傷や出血の危険が増えることです．必ず愛護的に操作することを心がけましょう．

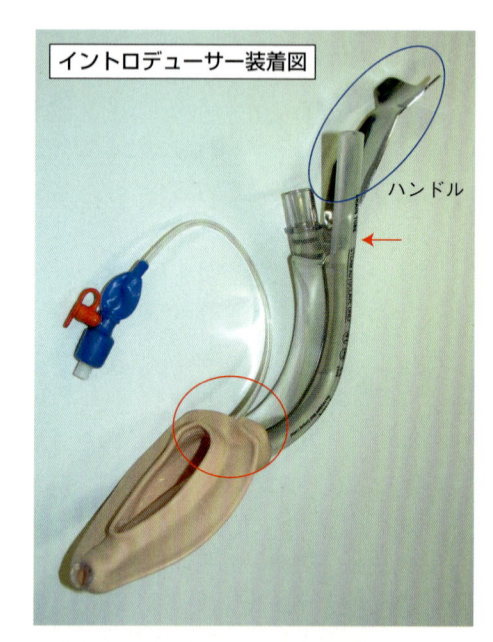

図14　イントロデューサー装着図

9　ラリンジアルマスク・ファストラック（挿管用ラリンジアルマスク，ファストラック）

　ファストラックは気管挿管を行うために改良されたLMAです．
　挿管には一般的な気管チューブが使用可能ですが，挿管時の組織損傷を最低限にするために先端が丸くなった（図15：○）専用チューブもあります．
　エアウェイチューブは太径で硬い金属製です．長時間の留置は粘膜損傷の危険があるため，挿管後に抜去する必要があります．その際チューブが誤って一緒に抜けないように防止する押し子（ロッド）があります．開口部バー（柵構造）の代わりに，チューブを押し進めるにつれ喉頭蓋を持ち上げる可動式の喉頭蓋エレベーターバー（→）がついています．エレベーティングとは持ち上げるという意味です．

ファストラック挿入図

　図16に挿入図を示します．正しく挿入された場合，エアウェイチューブの開口部は喉頭蓋の正面に位置します．チューブは赤破線の矢印方向に進みます．喉頭蓋エレベーターバーが喉頭蓋を持ち上げて通路を確保している様子がわかるでしょうか？
　写真では，気管チューブ内にガムエラスティックブジーを通してあります．気管チューブが正しく気管方向に留置されている様子を理解して下さい．
　ファストラック挿入後の挿管は盲目的でも，気管支ファイバーなどを使って観察しながらでも可能です．ファイバーを使った方がより安全です．

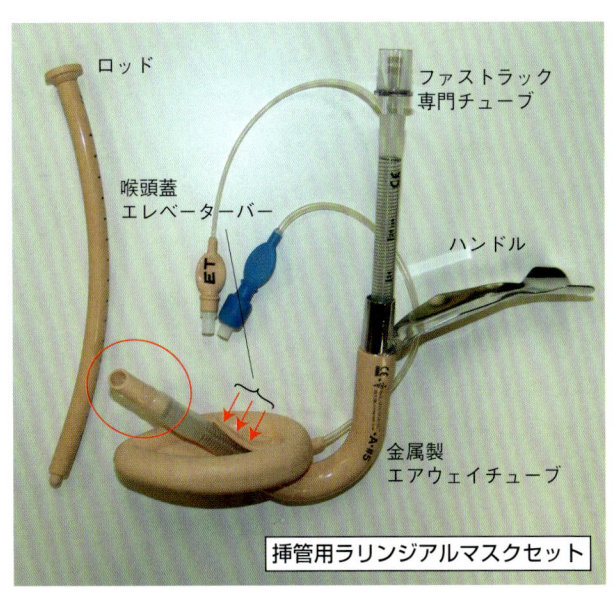

図15　ラリンジアルマスク・ファストラック

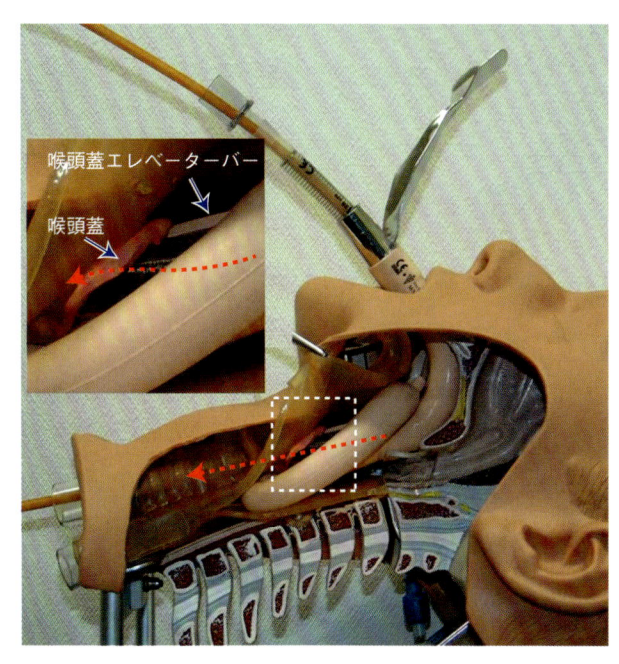

図16　ファストラック挿入図

> **ポイント**
> ・ファストラック（挿管用ラリンジアルマスク）は気管挿管のためのLMAである
> ・金属製でチューブは硬い．挿管の終了後は原則として抜去する

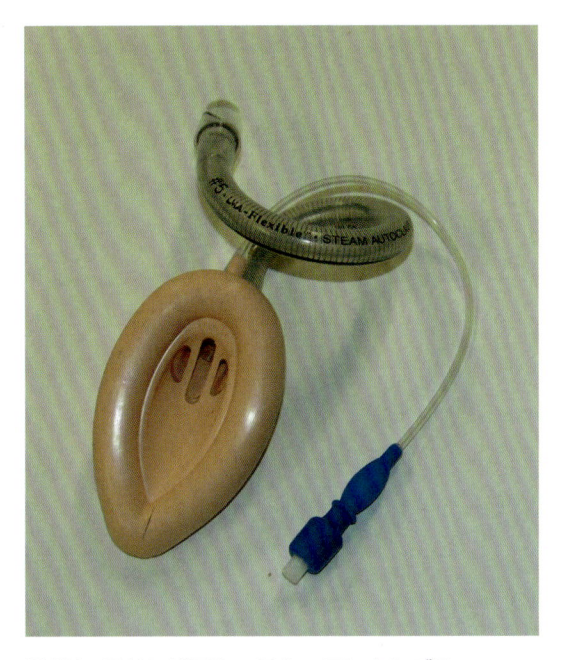

10　ラリンジアルマスク・フレキシブル（フレキシブル）

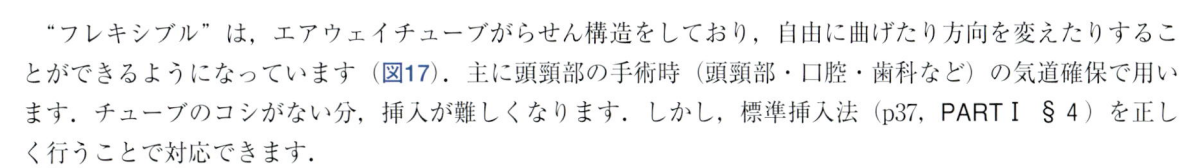

　"フレキシブル"は，エアウェイチューブがらせん構造をしており，自由に曲げたり方向を変えたりすることができるようになっています（図17）．主に頭頸部の手術時（頭頸部・口腔・歯科など）の気道確保で用います．チューブのコシがない分，挿入が難しくなります．しかし，標準挿入法（p37，PARTⅠ §4）を正しく行うことで対応できます．

フレキシブル挿入図
　図18のように，挿入後にエアウェイチューブを好きな方向に曲げて固定することができ，しかもチューブの屈曲閉塞は起こりません．この自由度はクラシックに比べると大きな利点です．しかし，図19に示したよ

図17　ラリンジアルマスク・フレキシブル

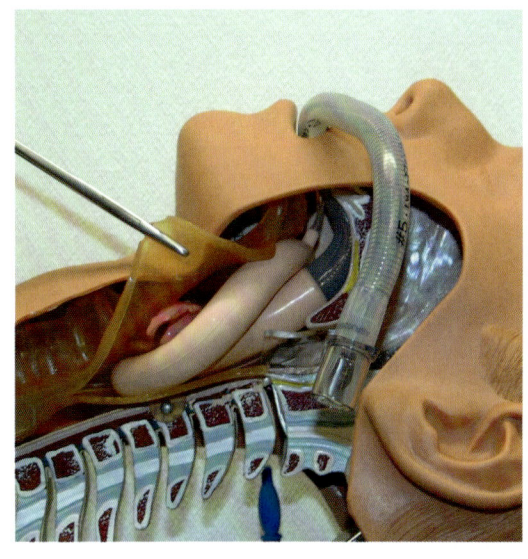

図18　フレキシブル挿入図

うに，らせん入りチューブは一度噛まれてつぶれると内腔が狭くなったままになり，ときに気道閉塞状態になります．フレキシブルでの覚醒時にはほかのLMAと同じようにバイトブロックを使います．また，LMAは一般に40回まで滅菌再利用できますが，再使用にあたってはチューブが噛まれて閉塞していないかどうか，損傷はないかなど，安全に使用できることをよく確認しましょう．

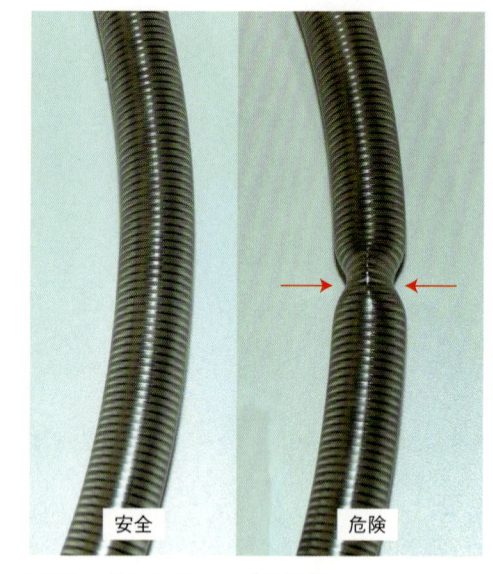

図19　らせんチューブの欠点

> **ポイント**
> ・フレキシブルはらせんチューブが用いられたLMAで，シャフト部分を自由に曲げることができる
> ・コシがなく，挿入はやや困難となる
> ・チューブを噛まれると内腔が狭まり，気道狭窄・閉塞の危険があることを知っておく

11　ラリンジアルマスク・ユニーク（ユニーク）

　クラシックのディスポーザブル製品です．挿入や換気に関する基本的な性能はクラシックと同じです．
　1度きりの使い捨てで，再利用に伴う（主としてBSEなどプリオン由来の）感染リスクの懸念がなくなりました．

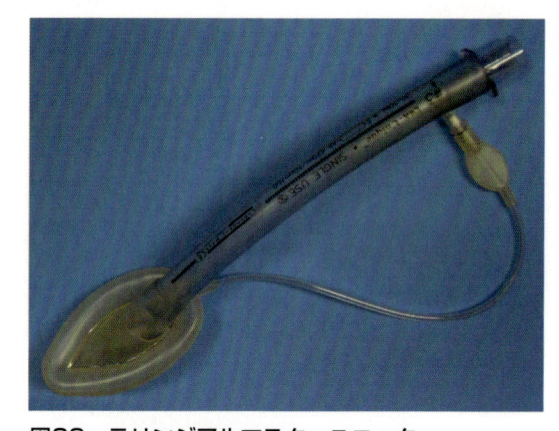

図20　ラリンジアルマスク・ユニーク

12　ラリンジアルマスク・Supreme（シュープリーム，本邦未発売）

　Supremeとは，最高の，最後の，至高の，という意味です．プロシールの特徴を踏襲し，カフは深く，喉頭を包み込むようにできています．エアウェイチューブとドレーンチューブは左右ではなく，前後に配置されました．シャフト部分はファストラックにならい，気道解剖に基づいたカーブを描き，挿入しやすく，挿入後の安定感が増しています．開口部バーの代わりにひれ状の突起があり，喉頭蓋がエアウェイチューブに陥入することによる気道閉塞を防止します．ディスポーザブル製品です．

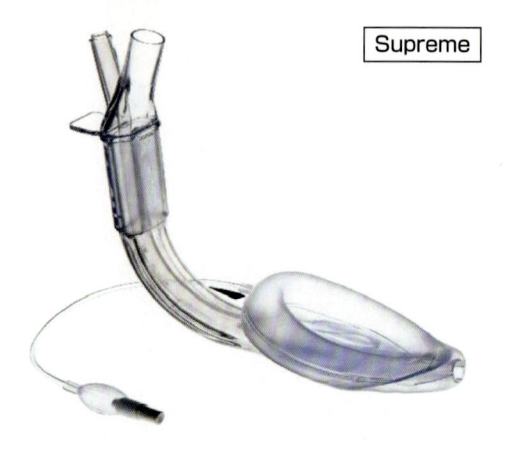

図21　ラリンジアルマスク・シュープリーム

13 ラリンジアルマスク・CTrach（本邦未発売）

CTrachはファストラックの発展型です．CTrachは喉頭を写し出す脱着式のモニターで，チューブが声門に誘導されていくのを観察しながら確実に挿管を行えるようにデザインされています．所要時間も短縮し，成功率も向上するようです．

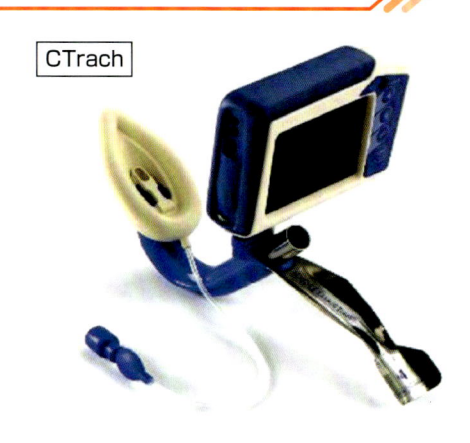

図22　ラリンジアルマスク・CTrach

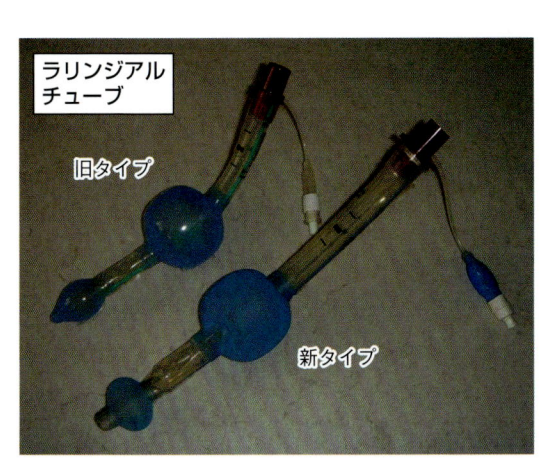

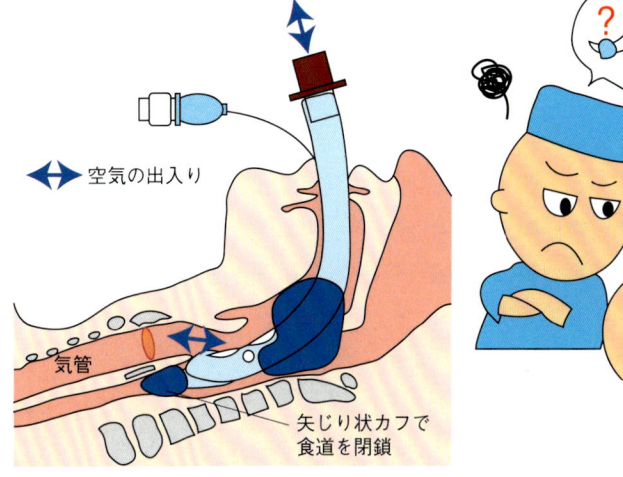

14 ラリンジアルチューブ？ラリンジアルマスクと何が違うの？

救急救命士も使う一般的な気道確保器具に，ラリンジアルチューブというものがあります．気管挿管チューブ，ラリンジアルマスク，ラリンジアルチューブ，挿入されていると即座に見分けることはできません．器具の名前を聞いてそれぞれの構造の違いをイメージできるようになりましょう．器具を混同しないために，ラリンジアルチューブについても簡単に紹介します．

ラリンジアルチューブとは

ラリンジアルチューブ（図23：左上）は，食道閉鎖式エアウェイとよばれる仲間に入ります．先端にある矢じり状の食道カフを食道内に挿入して閉鎖します．咽頭カフと食道カフの間にある空間が密閉され，換気口を介して人工呼吸をします．挿入は盲目的で，喉頭鏡のような道具を必要としません．最近は，食道カフ先端にドレーンチューブを開口させて胃管を挿入できるプロシールのような新タイプ（図23：右下）もあります．

ラリンジアルチューブが挿入された様子を図24に示します．食道カフが食道に入り，閉鎖している様子がわかります．ただし，胃内容の逆流を完全に防止できるわけではありません．チューブは緩く曲っており，先端が気管に迷入する危険性は少ないとされますが，全くないわけではありません．万が一，先端が気管に入った場合には気道が完全に閉塞する危険があります（挿入法などについてはp75, PART II §2を参照）．

図23　ラリンジアルチューブ

図24　ラリンジアルチューブ挿入図

> **ポイント**
> ・ラリンジアルチューブは食道閉鎖式エアウェイの1つ
> ・ラリンジアルマスク同様，医師，救急救命士の使用が認められている

PART I 基礎・準備編　　§2 挿入に必要な口咽頭の解剖

2-1 上気道の解剖

村島浩二

* ラリンジアルマスクが入る上気道の解剖を確認しましょう．

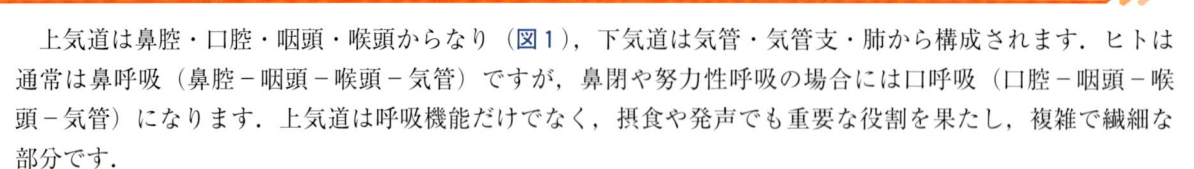

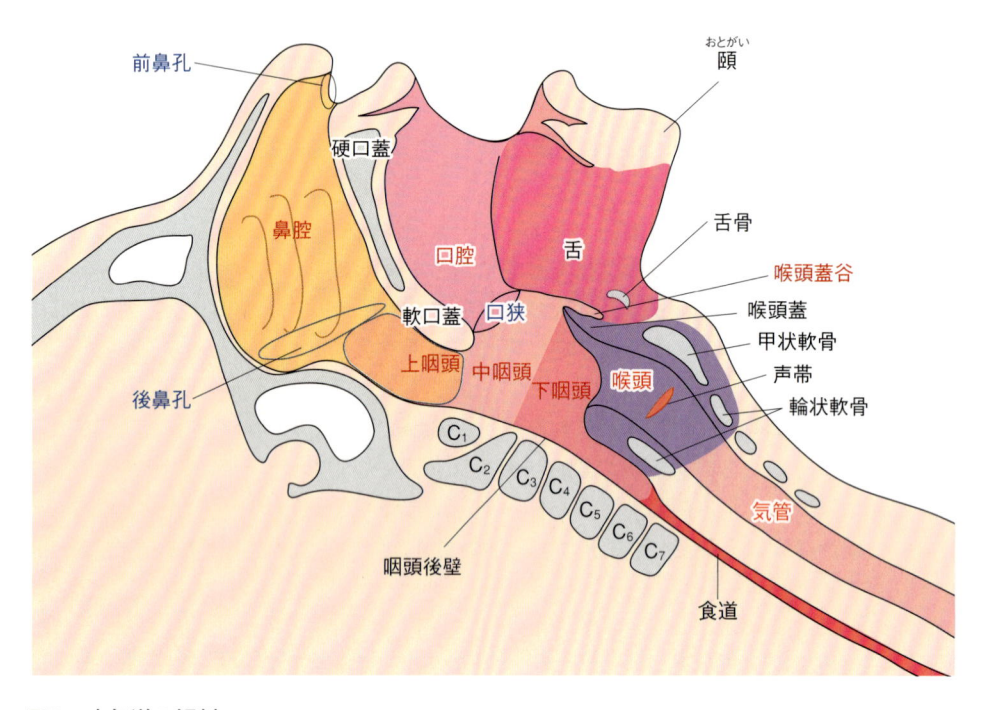

1 上気道

　上気道は鼻腔・口腔・咽頭・喉頭からなり（図1），下気道は気管・気管支・肺から構成されます．ヒトは通常は鼻呼吸（鼻腔－咽頭－喉頭－気管）ですが，鼻閉や努力性呼吸の場合には口呼吸（口腔－咽頭－喉頭－気管）になります．上気道は呼吸機能だけでなく，摂食や発声でも重要な役割を果たし，複雑で繊細な部分です．

図1　上気道の解剖（文献1より改変）

2 口　腔

　口腔は口唇から口狭までで，天井は口蓋に，底面は舌に囲まれます（図2）．口蓋は口蓋骨のある硬口蓋と骨のない軟口蓋（図1）からなります．口狭は軟口蓋・口蓋弓・舌根に囲まれた最も狭い部分で，咽頭につながります．

3 咽　頭

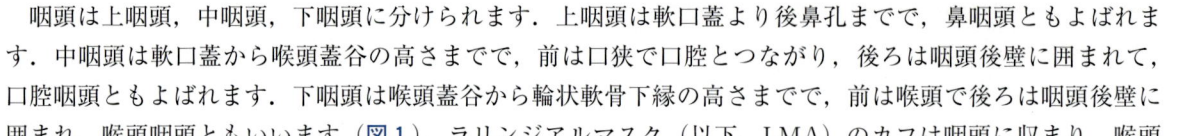

　咽頭は上咽頭，中咽頭，下咽頭に分けられます．上咽頭は軟口蓋より後鼻孔までで，鼻咽頭ともよばれます．中咽頭は軟口蓋から喉頭蓋谷の高さまでで，前は口狭で口腔とつながり，後ろは咽頭後壁に囲まれて，口腔咽頭ともよばれます．下咽頭は喉頭蓋谷から輪状軟骨下縁の高さまでで，前は喉頭で後ろは咽頭後壁に囲まれ，喉頭咽頭ともいいます（図1）．ラリンジアルマスク（以下，LMA）のカフは咽頭に収まり，喉頭周囲を密閉して人工呼吸を行います．咽頭に収まったLMAを左から見ると図3のようになります．

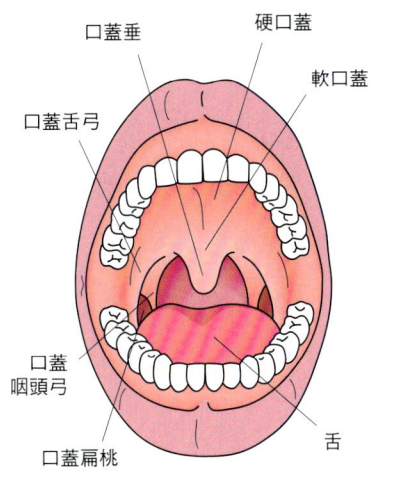

図2 口腔（文献1より改変）

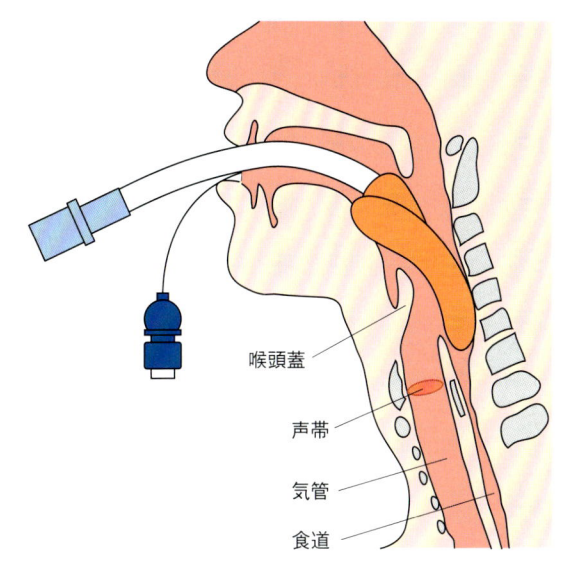

図3 咽頭に収まったLMA（文献2より改変）

4 喉頭

　喉頭は靱帯でつながった舌骨・甲状軟骨・輪状軟骨を中心に形作られており（図4A），皮膚から触れることができます．のどぼとけとは甲状軟骨の前部をさします．声帯はこの奥にあり，甲状軟骨・輪状軟骨や小さな披裂軟骨・小角軟骨とともに声帯の動きを調整します（図4B）．図5は内視鏡で見た喉頭です．喉頭蓋は摂食時に，喉頭に蓋をして気管への異物の侵入を防ぎます．食物は下咽頭から気管後ろにある食道へと入ります（図1）．

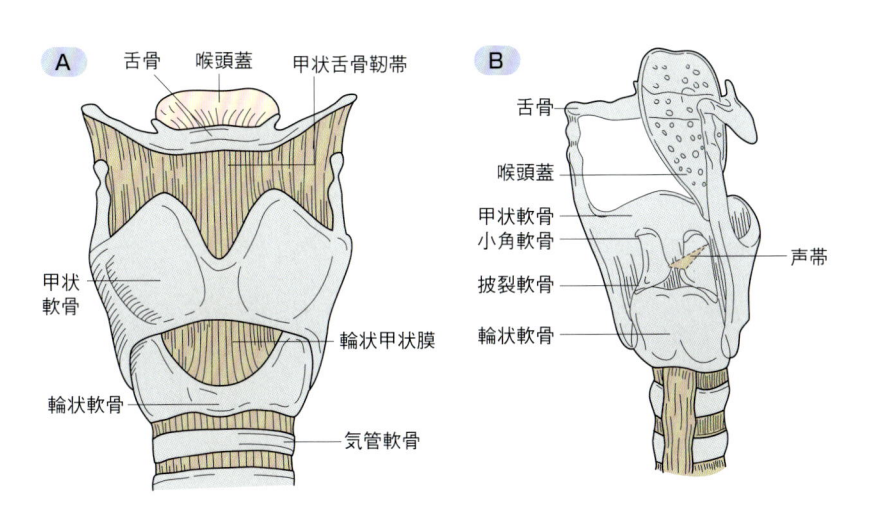

図4　A）前から見た喉頭．B）右後ろから見た喉頭（文献3より改変）

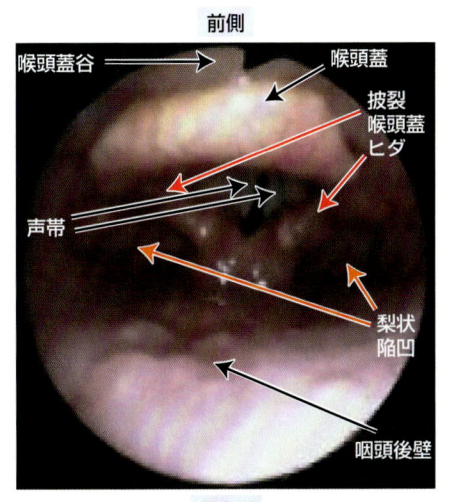

図5　内視鏡で見た喉頭

> **memo　咽頭の区分けとその範囲**
> 中咽頭は咽頭の中1/3ですが，その下端は ①喉頭蓋谷の高さまで，②舌骨の高さまで，の2種類の表現があります．実際には喉頭蓋谷の高さと舌骨の高さはほぼ同じです．
> また，下咽頭は咽頭の下1/3ですが，その下端は ①輪状軟骨下縁，②食道入口部，の2つの表現があります．通常，食道の内腔は虚脱して空間はありません．食道入口部でもある梨状陥凹の下端は，下顎挙上などで内腔が広がると位置が上下することがあります[4]（p26, PART I §2-4参照）．

ポイント
- 上気道は呼吸・摂食・発声の3つの役割をもつ
- 上気道は鼻腔，口腔，咽頭，喉頭からなる
- 上気道は声帯で下気道と分けられる

参考文献

1) 「ビジュアル基本手技シリーズ1 必ずうまくいく！気管挿管」（青山和義 著），羊土社，2004
2) 「ラリンジアルマスク」（天羽敬祐 編），克誠堂出版，1994
3) 「麻酔科診療プラクティス5 麻酔科医に必要な局所解剖」（高崎真弓 ほか 編），文光堂，2002
4) 「頭頸部癌取扱い規約」（日本頭頸部癌学会 編），金原出版，2005

PART I 基礎・準備編　　§2 挿入に必要な口咽頭の解剖

2-2 頭頸部体位と上気道の容積

村島浩二

> * 首と頭の体位（頭頸部体位）が変わると，上気道の状態も変わります．ラリンジアルマスクと関係する頭頸部体位について確認しましょう．

1 代表的な頭頸部体位（正中位，スニッフィング体位）とは

　正中位は自然な首と頭の位置のことで，頭と首を伸展も屈曲もしない状態です（図1）．正中位から枕を高くすると頸部前屈位になります（図2 →）．頸部前屈では下部頸椎が屈曲します．これに対して，頭部後屈では上部頸椎が伸展します．頸部前屈に頭部後屈を加えると（図3 →）スニッフィング体位（Sniffing Position：嗅ぐ姿勢）になります．スニッフィング体位は，気道確保に適した体位で，マスク換気，気管挿管，ラリンジアルマスク（LMA，以下同）の挿入で用います．

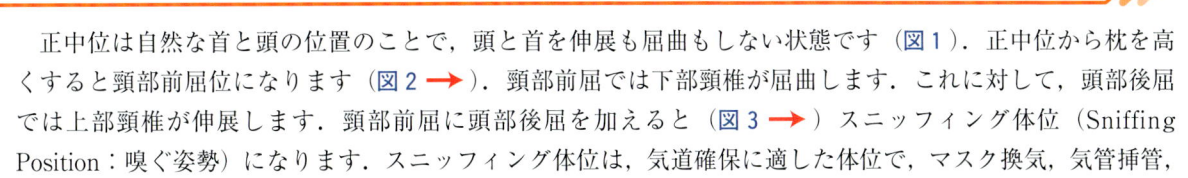

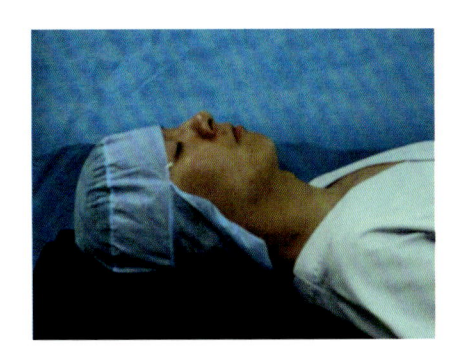

図1　正中位 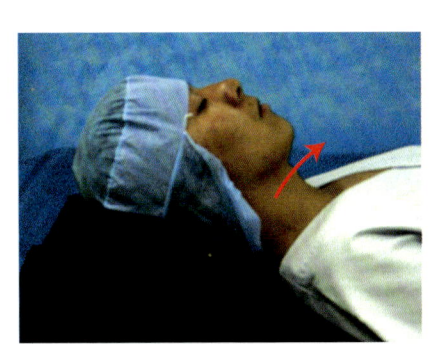　　　　　図2　頸部前屈位 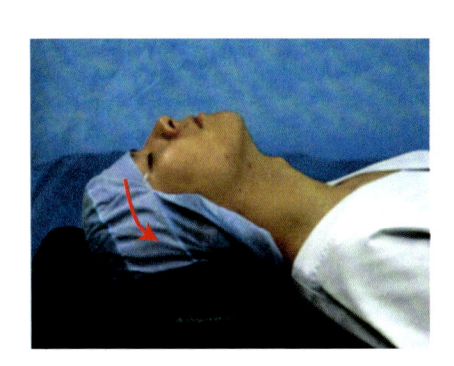　　　　　図3　スニッフィング体位

> **memo**　スニッフ（Sniff）とは「嗅ぐ」という意味です．匂いを嗅ぐときに鼻を近づける姿勢では，頸部は前屈して頭部は後屈します．この姿勢をスニッフィング体位といいます．

2 頭頸部体位による上気道の変化

　頭頸部体位（正中位，頸部前屈位，スニッフィング体位）における上気道の違いをMRIで確認しましょう．画像は，仰臥位で意識のある成人男性の矢状断（縦切り）と水平断（横切り）です．

● 正中位での上気道

　矢状断では口腔・咽頭・気管までの上気道が観察できます．咽頭の前後の長さは，舌根部から咽頭後壁まで7 mm（↔），喉頭蓋先端から咽頭後壁で6 mm（↔）です（図4）．
　水平断ではだ円状の咽頭の状態がわかります．前後の長さは10 mm（↔）で横の長さは34 mm（↔）です（図5）．

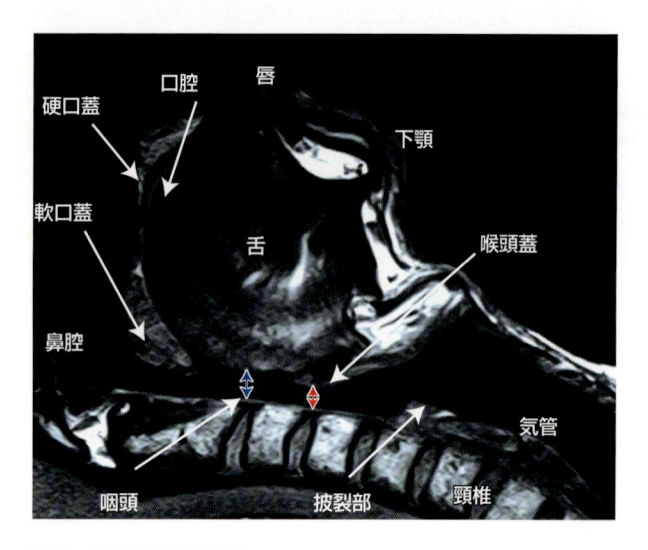

図4　正中位の矢状断

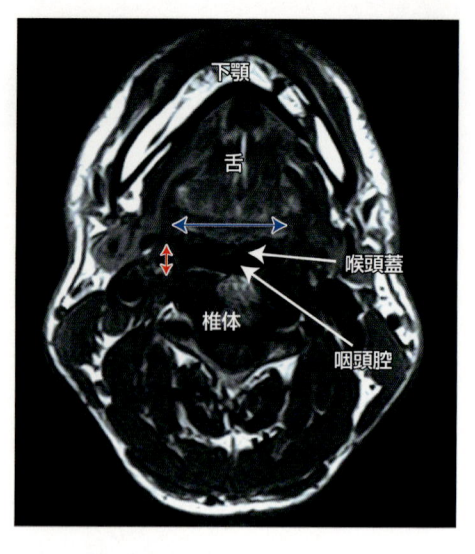

図5　正中位の水平断

● 頸部前屈位での上気道

　頸部前屈位の矢状断では，舌根部から咽頭後壁まで7 mm（↔），喉頭蓋先端から咽頭後壁で7 mm（↔）です．正中位とほぼ同じです（図6）．

　水平断で，前後の長さは13 mm（↔）で横の長さは37 mm（↔）です．ここでも正中位とほぼ同じです（図7）．

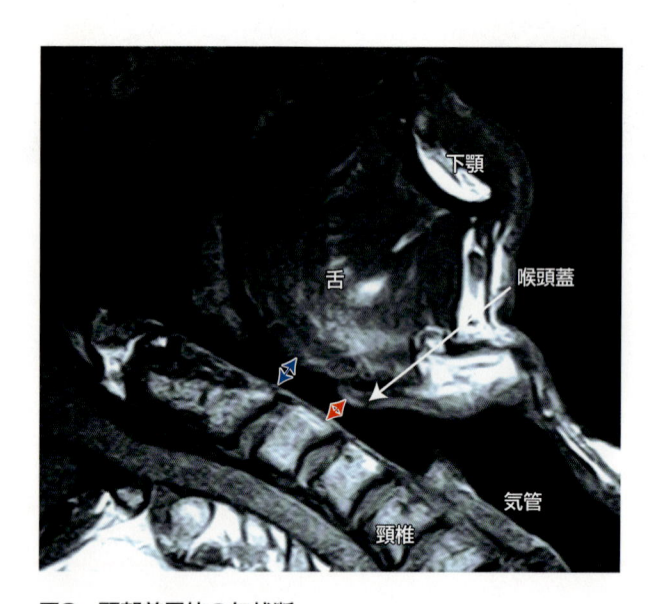

図6　頸部前屈位の矢状断

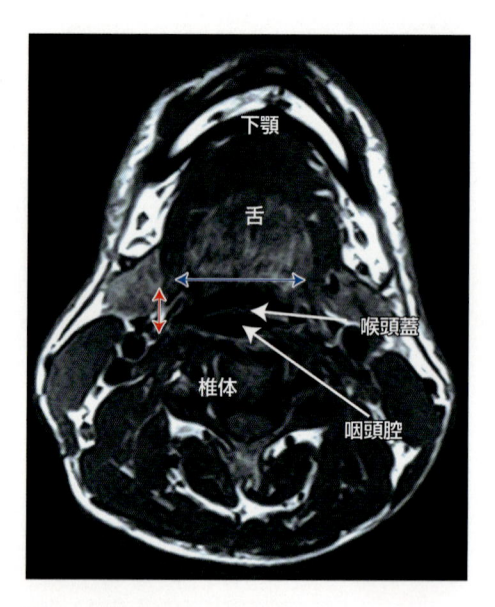

図7　頸部前屈位の水平断

● スニッフィング体位での上気道

　スニッフィング体位の矢状断では，舌根部から咽頭後壁まで23 mm（↔），喉頭蓋先端から咽頭後壁で16 mm（↔）です（図8）．正中位や頸部前屈位と比べると，咽頭の前後径は長くなっています．スニッフィング体位では舌根や喉頭蓋が持ち上がり，気道確保やLMAの挿入に適していることがわかります．

　水平断では前後の長さ24 mm（↔），横の長さは42 mm（↔）です．前後径だけでなく，横径（左右径）も長くなります．この点でもスニッフィング体位は気道確保やLMA挿入に適しています（図9）．

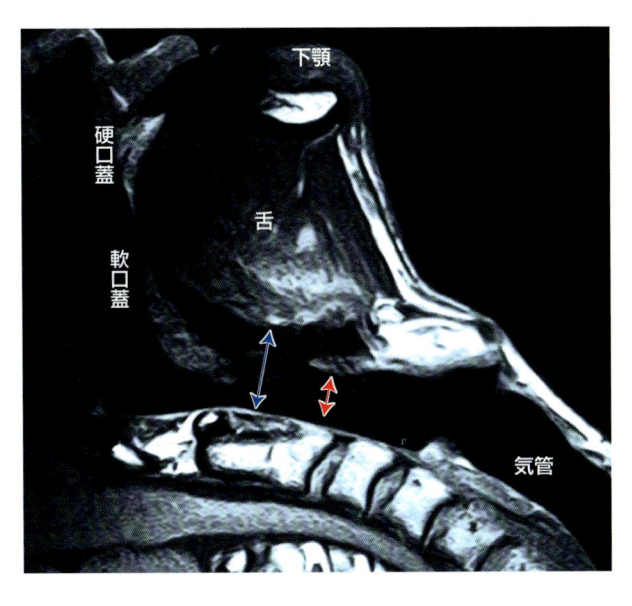

図8　スニッフィング体位の矢状断

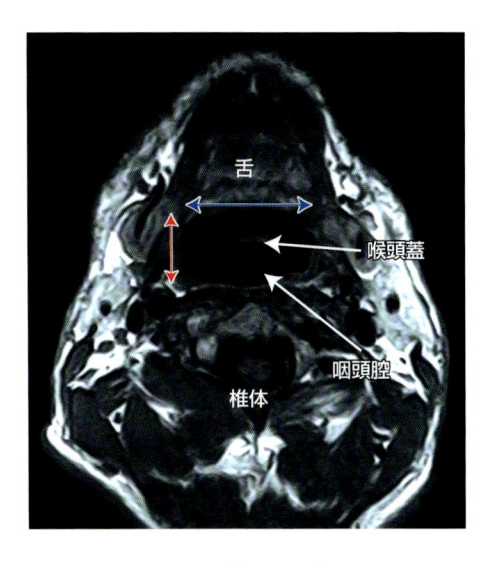

図9　スニッフィング体位の水平断

> **memo** 咽頭の容積を増やすためには，頸部前屈だけでは不十分で，頭部後屈も必要なことがわかります．臨床では気道確保のために枕を使うことがありますが，単に枕を高くするだけでは咽頭の気道は広がらないことが理解できます．

ポイント
- スニッフィング体位で咽頭の前後径は長くなる
- スニッフィング体位で咽頭の横径も長くなる
- スニッフィング体位では咽頭が広がる

> **memo** 救急蘇生の気道確保では"頭部後屈あご先挙上法"を行います．頭部後屈とあご先挙上を同時に行えば，スニッフィング体位と同じ効果がえられます．

図10　頭部後屈あご先挙上法
（文献1より転載）

参考文献
1) 「改訂第2版 日本救急医学会 ICLSコースガイドブック」（平出 敦 監，石見 拓 ほか 編），羊土社，2004

| PART I 基礎・準備編 | §2 挿入に必要な口咽頭の解剖 |

2-3 頭頸部体位と上気道の面

村島浩二

> * ラリンジアルマスク（以下，LMA）で勧められる標準挿入法は，カフを硬口蓋と咽頭後壁の2つの面に押しつけながら挿入する方法です．口蓋と咽頭後壁の頭頸部体位による変化を確認しましょう．

1 正中位

正中位では硬口蓋の面（赤線）と咽頭後壁の面（黄線）がつくる角度は約90°（青矢印）です．

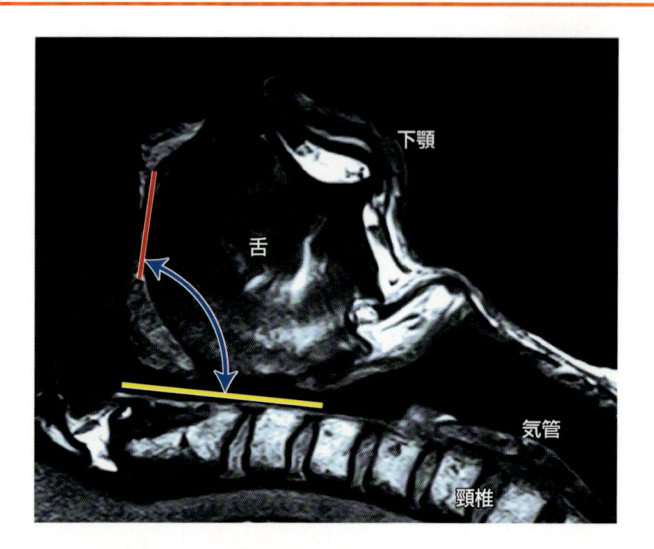

図1　正中位での口蓋と咽頭後壁

2 頸部前屈位

頸部前屈位では硬口蓋の面（赤線）と咽頭後壁の面（黄線）がつくる角度は約90°（青矢印）で，正中位と変わりません．

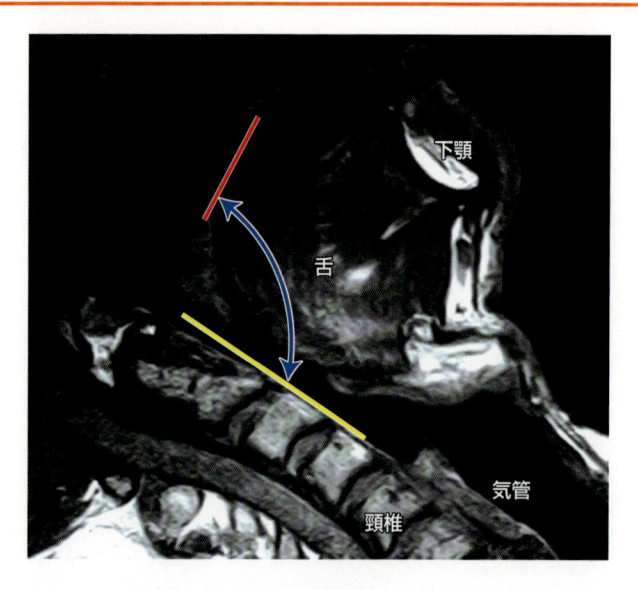

図2　頸部前屈位での口蓋と咽頭後壁

3 スニッフィング体位

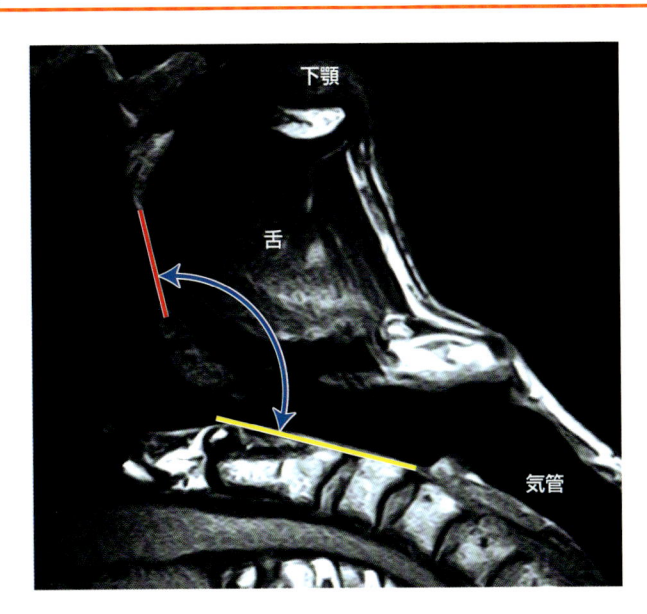

図3　スニッフィング体位での口蓋と咽頭後壁

スニッフィング体位では硬口蓋の面（赤線）と咽頭後壁の面（黄線）がつくる角度は約110°（青矢印）と，他の2つの体位に比べて大きくなっています．

4 LMA挿入に最も適した体位とは？

咽頭後壁と硬口蓋の角度は，正中位（図1）と頸部前屈位（図2）では約90°で同じですが，頭部後屈のみでは約100°となり，そしてスニッフィング体位（図3）では約110°と，最も大きくなります（表）．LMAを押し付けながら滑らせる2つの面の角度が鈍となり，緩やかになると，挿入途中の抵抗が少なくなります．このことからもスニッフィング体位がLMA挿入に最も適していることがわかります．

表　頭頸部体位と2つの面の角度

体位	2つの面の角度
正中位	90°
頸部前屈位	90°
頭部後屈位	100°
スニッフィング体位	110°

memo　軟口蓋について
LMAは硬口蓋と咽頭後壁の間にある軟口蓋にも押し付けますが，軟口蓋は骨や軟骨の支持組織がないために押せば凹みます．意識障害や麻酔などで筋の緊張が低下するとさらに凹みやすくなります．実際には硬口蓋と咽頭後壁に押し付けている状態です．

memo　頸椎疾患と気道確保困難
頸椎疾患（頸椎症，頸椎手術後，リウマチでの頸椎関節癒合）のため首の動きが制限されて正中位しかできないと，気道確保困難（マスク換気困難や挿管困難など）の可能性が高くなります．この場合，LMAの挿入も難しくなりますが，標準挿入法で挿入すると多くは気道が確保できます．しかし，十分な注意が必要です．

ポイント
・スニッフィング体位で咽頭後壁と硬口蓋の角度は最も大きくなる
・スニッフィング体位がLMA挿入に最も適している

PART I 基礎・準備編　§2 挿入に必要な口咽頭の解剖

2-4 下顎挙上と上気道

村島浩二

> * 頭頸部を動かせない場合は，気道確保のために下顎挙上を行います．下顎挙上による上気道の変化を確認しましょう．

1　MRIでみる下顎挙上中の上気道の変化

　MRIの画像では下顎挙上により，正中位で7 mmだった舌根部から咽頭後壁までは17 mm（⟷），6 mmだった喉頭蓋先端から咽頭後壁までは11 mm（⟷）へと長くなっています（図1）（正中位はp22，PART I §2-2 図4，5を参照）．舌根と喉頭蓋が持ち上がっていることが確認できます．

　水平断でみると，下顎挙上によって正中位で10 mmだった前後の長さは16 mm（⟷），34 mmだった横の長さは36 mm（⟷）となります（図2）．咽頭の前後径は明らかに長くなりますが，左右の長さはあまり変わりません．

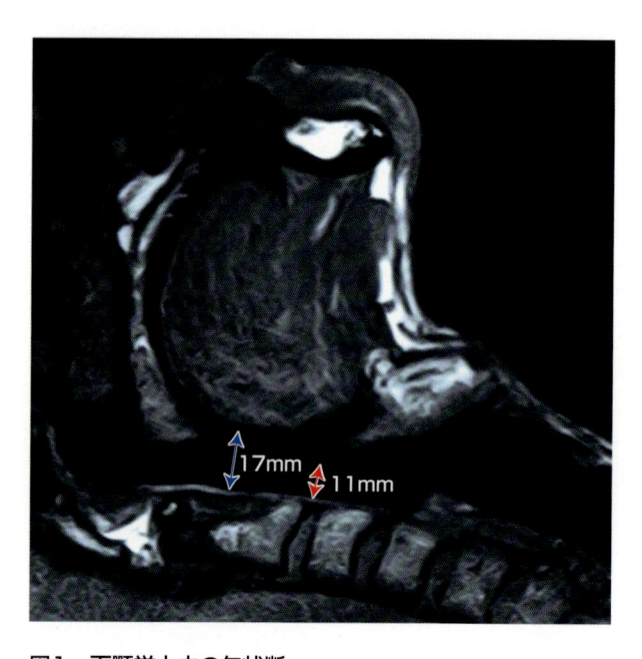

図1　下顎挙上中の矢状断

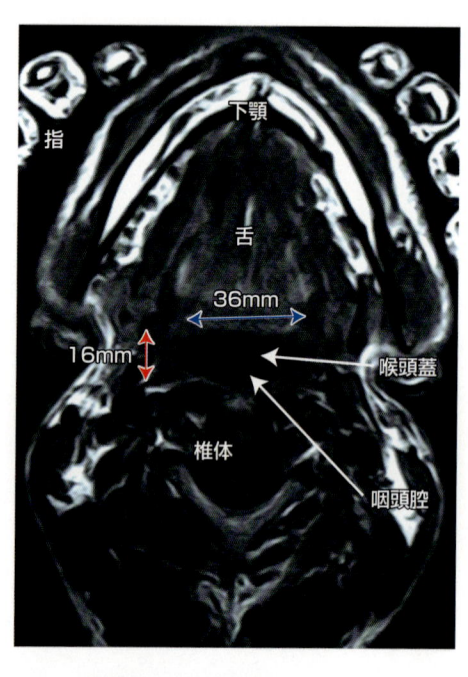

図2　下顎挙上中の水平断

> **memo**　下顎挙上により舌根と喉頭蓋が持ち上がり咽頭は前後方向に広がります．このため下顎挙上は用手的な気道確保に使われると同時に，ラリンジアルマスク（以下，LMA）の挿入にも適しています．

2　喉頭ファイバーでみる下顎挙上中の上気道の変化

　仰臥位で麻酔中の成人男性の喉頭を喉頭ファイバーで観察しました．正中位では，披裂喉頭蓋ヒダはたるんでいて，梨状陥凹（◯）は狭いことがわかります（図3）．

　同じ症例で下顎挙上を行うと，持ち上がった喉頭蓋に引っ張り上げられるように披裂喉頭蓋ヒダは伸び，喉頭の後ろに空間（◯）ができています．また，左右の梨状陥凹（◯）は広がっていることもわかります（図4）．

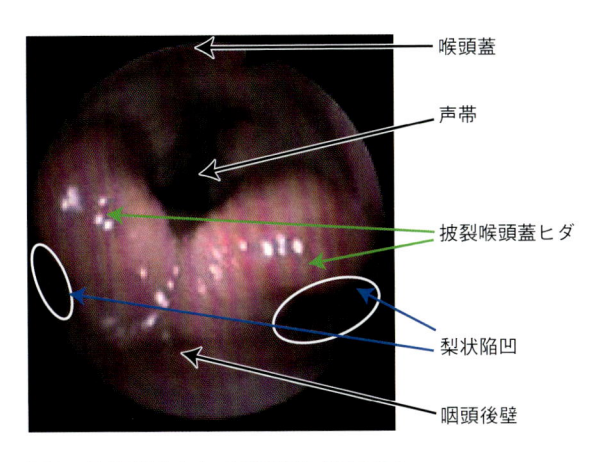

図3　下顎挙上なしの喉咽頭（正中位）

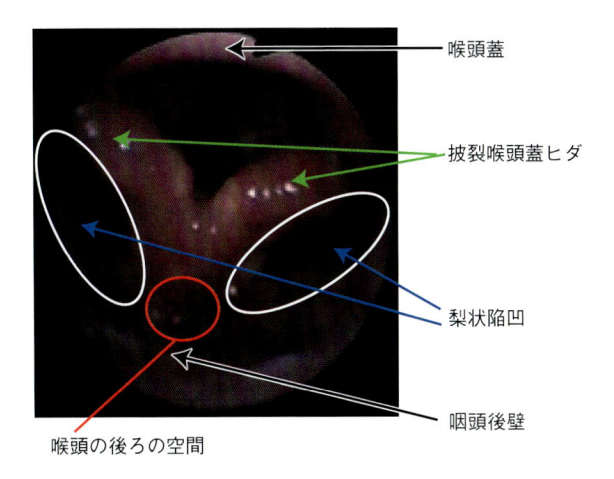

（ラベル：喉頭蓋、声帯、披裂喉頭蓋ヒダ、梨状陥凹、咽頭後壁）

図4　下顎挙上ありの喉咽頭

（ラベル：喉頭蓋、披裂喉頭蓋ヒダ、梨状陥凹、咽頭後壁、喉頭の後ろの空間）

> **memo**　下顎挙上で**喉頭の後ろ・左右の梨状陥凹は広がると同時に深くなります**．この空間は食道の入り口（下咽頭）でLMAのカフ先端が収まるスペースです．このため下顎挙上により，LMAを正しい位置に挿入しやすくなります．また，舌根・喉頭蓋も下顎挙上で持ち上がるので，LMAの正しい挿入には適しています．しかし，下顎挙上は人体へのストレスとなるので，LMA挿入時には必ず必要というわけではありません．カフ先端が声門に入ってしまう場合には，下顎挙上は特に有効です．下顎挙上が必要なときは麻酔を深くしてストレスから有害反射が起きないように注意します．

> **memo**　下顎挙上をすると口が閉じてしまいLMAを挿入しにくくなります．このため助手に下顎挙上と同時に口を開けてもらうと上手くできます（p54，PART I §4-7 図3 を参照）．

ポイント
- 下顎挙上で舌根と喉頭蓋が持ち上がり，咽頭は前後方向に広がる
- 下顎挙上で食道の入り口は広がる
- 下顎挙上はLMA挿入に有利だが，深い麻酔が必要となる

PART I 基礎・準備編　§3 マスク換気・気管挿管との違い

3-1 人体へのストレスの違い

村島浩二

> * 最も確実な気道確保は気管挿管です．気管挿管と比べながらラリンジアルマスクによる気道確保の特徴を理解しましょう．まずは，ラリンジアルマスクと気管挿管が人体に与えるストレスの違いから考えてみましょう．

1 喉頭展開のストレス

気管挿管では，喉頭鏡で喉頭を展開（喉頭展開）するのが一般的です．喉頭展開は，ブレードで舌や喉頭を持ち上げるため大きなストレスになります（図1）．喉頭展開は，嘔吐反射・唾液の分泌・血圧上昇・頻脈などのさまざまな反応を起こします．意識のある人ではストレスから不穏になることもあります．喉頭展開の際にはストレスを和らげるため，鎮静剤・鎮痛剤などの麻酔薬，筋弛緩薬，上気道の局所麻酔薬などを使います．

ラリンジアルマスク（以下，LMA）では，基本的に喉頭展開は必要ないので，このストレスはありません．

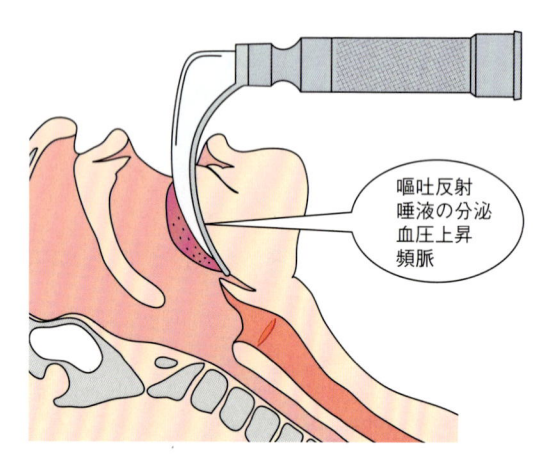

図1　喉頭展開時のストレス（文献1より改変）

嘔吐反射
唾液の分泌
血圧上昇
頻脈

> **memo** 喉頭展開で気管挿管する際に，意識障害や呼吸不全などで全身状態が悪い，または，心肺停止の状態では，喉頭展開に伴う反応が弱い（または無い）場合があります．このような状態では，鎮痛剤・鎮静剤，筋弛緩薬，局所麻酔などは必要ないことがあります．

2 気管チューブは気管異物，LMAは咽頭異物

気管挿管では気管にチューブが入ります．これは，見方を変えれば気管の異物です．一方，LMAは咽頭にマスクが入るので咽頭の異物といえます．

咽頭異物では嚥下反射などが起こり（図2），気管異物では咳反射・呼気反射・血圧上昇・頻脈などが起こります（図3）[2]．これら防御反射には血圧上昇・頻脈などが伴います．一般的に咽頭異物に比べると気管異物で強い反射が起こります．このため，気管挿管はLMAより大きなストレスとなります．気管挿管ではLMAより深い麻酔（鎮静・鎮痛）が必要となります[3]．

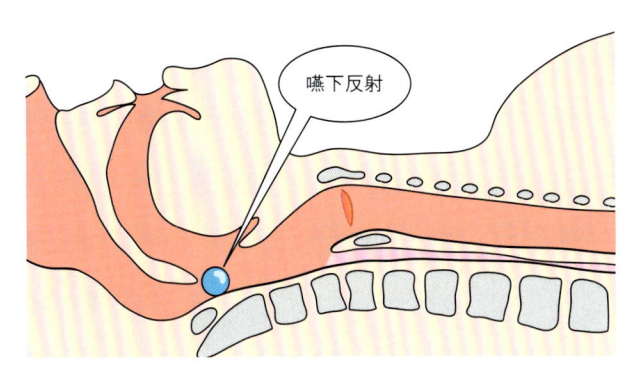

図2　咽頭異物のストレス（文献1より改変）

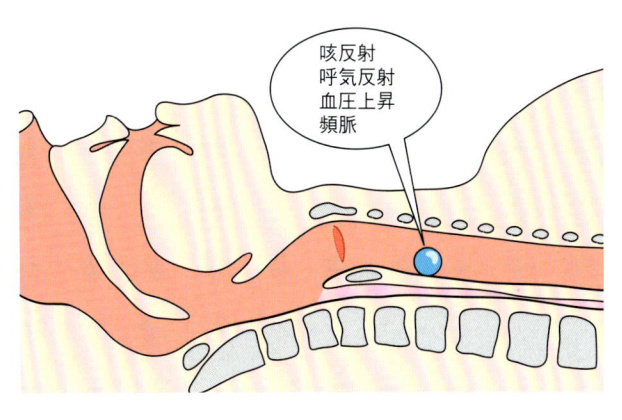

図3　気管異物のストレス（文献1より改変）

3 気管内吸引とストレス

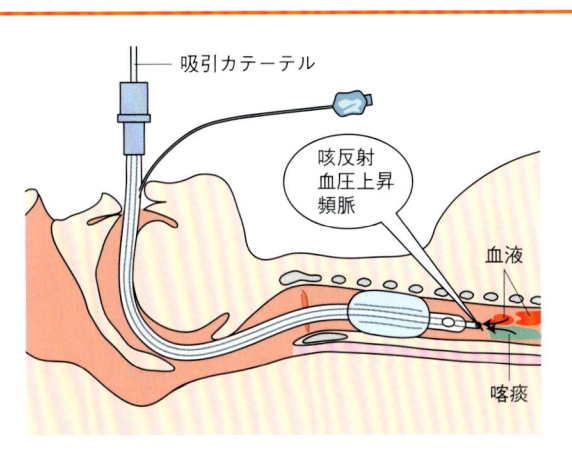

図4　気管内吸引のストレス（文献1より改変）

気管挿管では必要に応じて痰を取り除くため気管内吸引が必要です．特に気管内チューブを抜去（抜管）する前には，気管内吸引が必要です．気管内吸引は吸引チューブを気管内まで進めるため，気管挿管と同様に強いストレスになり，咳反射・血圧上昇・頻脈などが起こります（図4）．

しかし，LMAを抜去する際には気管内吸引は必要なく，むしろ禁忌です（p35，PART I §3-4を参照）．

表　人体へのストレスの違い

	留置する位置	人体へのストレス	気管内吸引
LMA	咽頭	小さい	必要なし（禁忌）
気管挿管	気管	大きい	必要あり

ポイント
- LMAの挿入は喉頭展開が必要ないので，気管挿管よりストレスが少ない
- 咽頭に入るLMAは，気管に入る気管チューブよりストレスが少ない
- 気管内吸引の必要ないLMAは，気管挿管よりストレスが少ない

参考文献

1) 「ビジュアル基本手技シリーズ1 必ずうまくいく！気管挿管」（青山和義 著），羊土社，2004
2) 「麻酔生理学」（花岡一雄 編），真興交易医書出版部，1999
3) Imai, M. et al.：Comparison of cardiovascular responses to airway management：fiberoptic intubation using a new adapter, laryngeal mask insertion, or conventional laryngoscopic intubation. J. Clin. Anesth., 7：14-18, 1995

PART I 基礎・準備編　　§3 マスク換気・気管挿管との違い

3-2 気道を確保できる割合

村島浩二

> * 人工呼吸が必要なとき，まずマスク換気をします．しかし，長期の人工呼吸では気管挿管が一般的です．ラリンジアルマスク（以下，LMA）では，気管挿管が難しい症例でも気道が確保できることがあります．また，マスク換気が難しくても，LMAで換気ができる場合があります．

1 挿管が難しい症例

　気管挿管の方法として一般的な喉頭展開の難易度は，ⅠからⅣまでの4段階に分けられ，コールマック分類（Cormack分類）といわれます（図1）．コールマック分類のⅢとⅣでは声帯が見えないために挿管が難しくなります（挿管困難）．20症例に1人くらいはコールマック分類がⅢまたはⅣになります．この喉頭展開が難しくなる原因として，表1のものが知られています．喉頭鏡の挿管が難しい場合，スタイレットや喉頭ファイバーなどのほかの器具を使って挿管するか，挿管そのものを断念する必要があります．

表1　喉頭展開を難しくする原因
（文献2より改変）

- 開口障害
- 頸椎可動制限
- 肥満
- 短頸
- 小顎
- 巨舌

グレード	Ⅰ	Ⅱ	Ⅲ	Ⅳ
視野	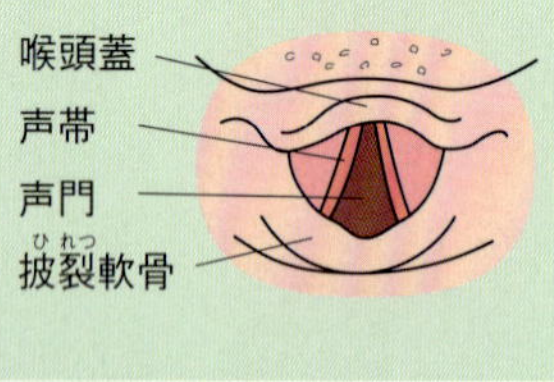 喉頭蓋／声帯／声門／披裂軟骨	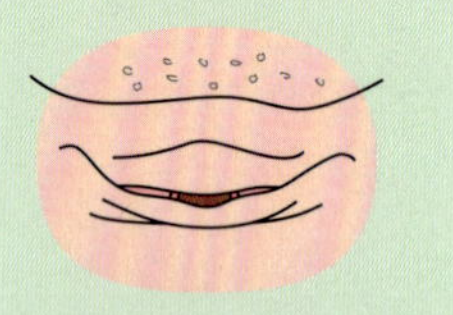	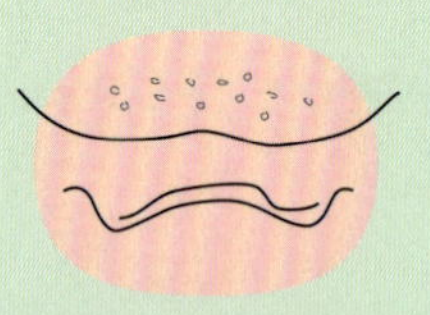	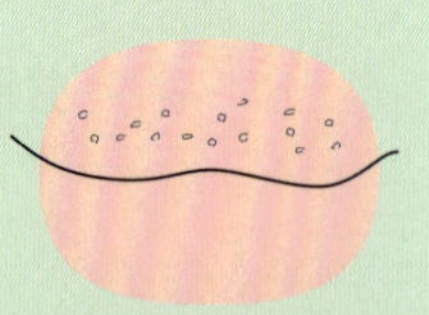
定義	喉頭蓋，声門の大部分披裂軟骨が見える	喉頭蓋，披裂軟骨が見える．声門は後端のみ，またはほとんど見えない	喉頭蓋のみ見える（声門，披裂軟骨は見えない）	喉頭蓋も見えない
熟練者での頻度 （ ）内は頻度の幅を示す	約75％（70～85）	約20％（10～25）	1～4％（～8）	0～0.5％

図1　コールマック分類と頻度（文献1より転載）

2 挿管困難の原因とLMA

　LMAの挿入には喉頭展開は必要ありません．そのため，**喉頭展開が難しくてもLMAでは人工呼吸できる症例が多くあります**．頸椎可動制限・小顎などがよい例です．図2は，頸椎損傷のため頸椎カラー固定中で挿管困難（コールマック分類Ⅳ）でしたが，LMAでの人工呼吸に問題はなかった症例です．

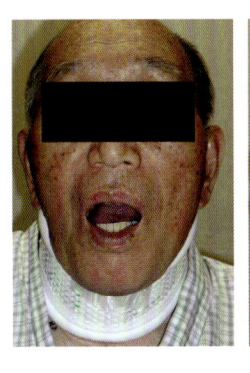

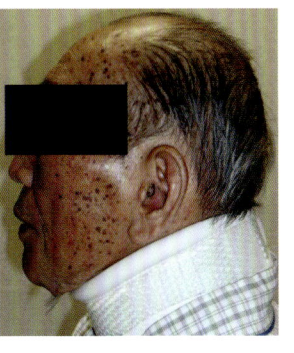

図2 挿管困難だったがLMAでの人工呼吸に問題はなかった症例

3 マスク換気が難しい症例とLMA

マスク換気が難しい症例も0.07〜5％あり（マスク換気困難）[3]，原因として表2のものが知られています[4]．マスク換気が難しくても，LMAで人工呼吸できる症例があります．

表2 マスク換気を難しくする原因

- 肥満
- ひげ
- 55歳以上の年齢
- 歯の欠損
- 巨舌
- 頸椎疾患
- 咽頭の疾患
- 顔面の疾患または熱傷
- いびきまたは睡眠時無呼吸

4 気道確保困難とLMA

挿管もマスク換気もできないと（Cannot Intubation Cannot Ventilation：CICV）命にかかわりますが，LMAでは人工呼吸できる症例があります．

挿管困難とマスク換気困難をまとめて，気道確保困難（Difficult Airway）といいます（図3）．アメリカ麻酔学会の気道確保困難対策のガイドラインは，CICVのときは最初にLMAで人工呼吸することを勧めています（p92, PART Ⅲ §2-1を参照）．

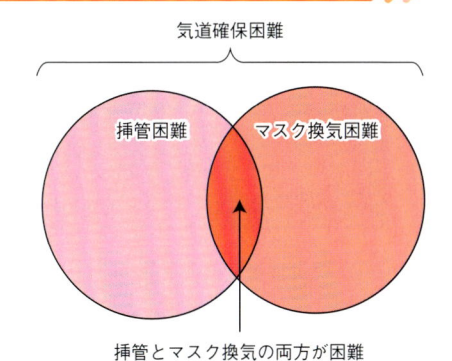

図3 気道確保困難

5 LMAでの人工呼吸が困難な症例

気道確保困難に有効なLMAですが，すべての症例が必ずLMAで人工呼吸できるとは限りません．LMAで気道確保ができない原因も知っておきましょう（表3）．

表3 LMAでの人工呼吸困難の原因

- 開口障害（2cm以下）
- 喉頭や気管での気道閉塞

ポイント
- 気管挿管が難しくてもLMAで人工呼吸できることがある
- マスク換気が難しくてもLMAで人工呼吸できることがある
- しかし，すべての症例がLMAで人工呼吸できるとは限らない

参考文献

1) Cormack, R. S. & Lehane, J.：Difficult tracheal intubation in obstetrics. Anaesthesia, 39：1105-1111, 1984
2) Hagberg, C. A.："Benumof's Airway management 2nd eds", MOSBY, 2007
3) Linksel-Ganzouri, A. R., et al.：Preoperative airway assessment：predictive value of a multivariate risk index. Anesth, Analg., 82：1197-1204, 1996
4) Langeron, O., et al.：Prediction of difficult mask ventilation. Anesthesiology, 92：1229-1236, 2000

PART I 基礎・準備編　　§3　マスク換気・気管挿管との違い

3-3 必要な物品の違い

村島浩二

> * 気道確保をすみやかに行うには，準備が重要です．気管挿管とラリンジアルマスク（以下，LMA）では必要な物品（器具と薬剤）は違います．両者を比較してみましょう．

1 気管挿管に必要な物品

気管チューブ（予想したサイズとその大小の1つずつ）（図1），喉頭鏡，潤滑ゼリー，カフ用注射器，吸引チューブ（口腔内・気管内），バイトブロックは必ず必要です．挿管が難しい場合には，気管チューブ用スタイレット，ガムエラスティックブジー，喉頭ファイバーなども必要です（図2）．

図1　気管挿管に必要な物品

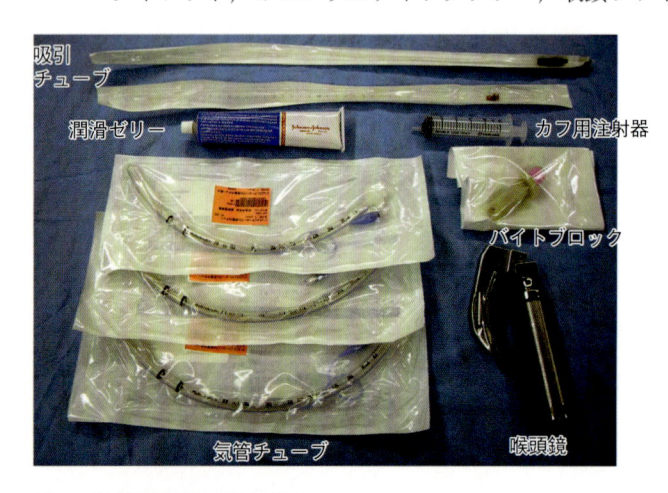

図2　挿管困難に必要な物品

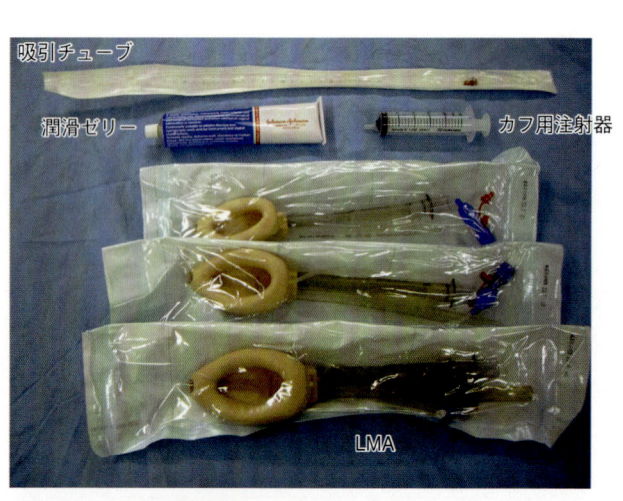

2 LMAに必要な物品

LMA（予想されるサイズとその大小のサイズを1つずつ），潤滑ゼリー，カフ用注射器，吸引チューブ（口腔内）が必要です（図3）．挿入が難しい場合にも，基本的には同じ器具で挿入の方法を工夫して対応します（p53, PART I §4-7を参照）．

図3　LMAに必要な物品

> **memo** LMAの挿入で喉頭鏡を使う方法もありますが，特別に必要のない場合は勧められません．基本となる正しい挿入法から学びましょう．

3 気管挿管に必要な薬剤

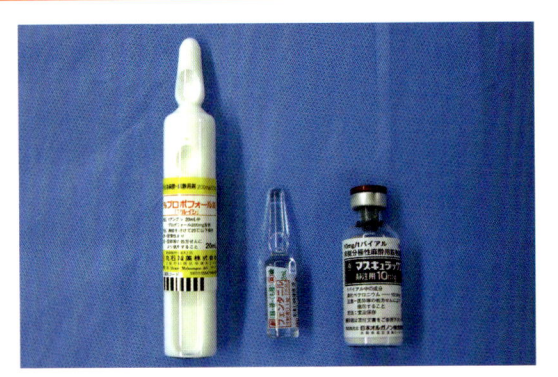

図4　気管挿管に必要な薬剤

静脈麻酔薬と筋弛緩薬が必要です．静脈麻酔薬ではプロポフォール（プロポフォール®），フェンタニル（フェンタニル®），筋弛緩薬では臭化ベクロニウム（マスキュラックス®）が多く使われます．（図4）

4 LMAに必要な薬剤

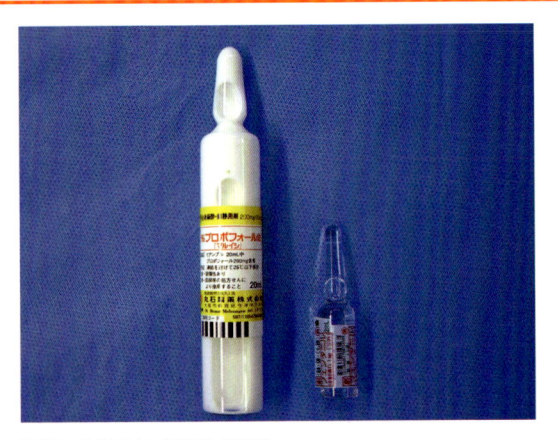

図5　LMAに必要な薬剤

静脈麻酔薬が必要です．筋弛緩薬は通常は必要ありません．静脈麻酔薬ではプロポフォール（プロポフォール®），フェンタニル（フェンタニル®），が多く使われます．（図5）

> **memo　緊急の気道確保で必要な薬剤**
> 緊急の気道確保（気管挿管・LMA）が必要な状況では（心肺停止・意識障害・呼吸不全など），通常の反射（咽頭反射・咳反射など）が消失していることがあります．この場合，静脈麻酔薬や筋弛緩薬は必要ないこともあります．

5 必要な物品のまとめ

　LMAに必要な物品（器具と薬剤）は気管挿管に必要な物品に含まれていることがわかります．この点からLMAの準備は簡便といえます．

　しかし，LMAに必要な知識と技術は，気管挿管には含まれません．**LMAに特有の知識と技術**は気管挿管とは別に身につける必要があります．

表　必要な物品の違い

	喉頭鏡	筋弛緩薬	気管内吸引チューブ
LMA	必要なし	必要なし	必要なし
気管挿管	必要	必要	必要

ポイント
- LMAで必要な器具は気管挿管より少ない
- LMAで必要な薬剤は気管挿管より少ない
- LMAに必要な物品は気管挿管より少なく，簡便である

PART I 基礎・準備編　　§3 マスク換気・気管挿管との違い

3-4 カフの取り扱い

村島浩二

> *ラリンジアルマスク（以下，LMA）も気管挿管と同じで，挿入後にカフを膨らませて換気ガスの漏れを減らします．しかし，気管挿管のカフとLMAのカフには違う点もあります．両者の違いを理解してカフを上手に扱いましょう．

1　換気ガス漏れはカフ容量を増やせば解決するか？

　気管チューブは，円柱形の気管と気管チューブの隙間をカフで密閉します（図1）．一方でLMAは，咽頭に突き出た喉頭を包みこむようにカフで密閉します（図2）．
　気管チューブではカフ容量の増加とともに密閉性はよくなります．しかし，LMAではカフ容量が増え過ぎると，逆に喉頭や咽頭との**隙間が増えて密閉性が低下**することがあります．また，**LMAの位置がずれる**こともあります．

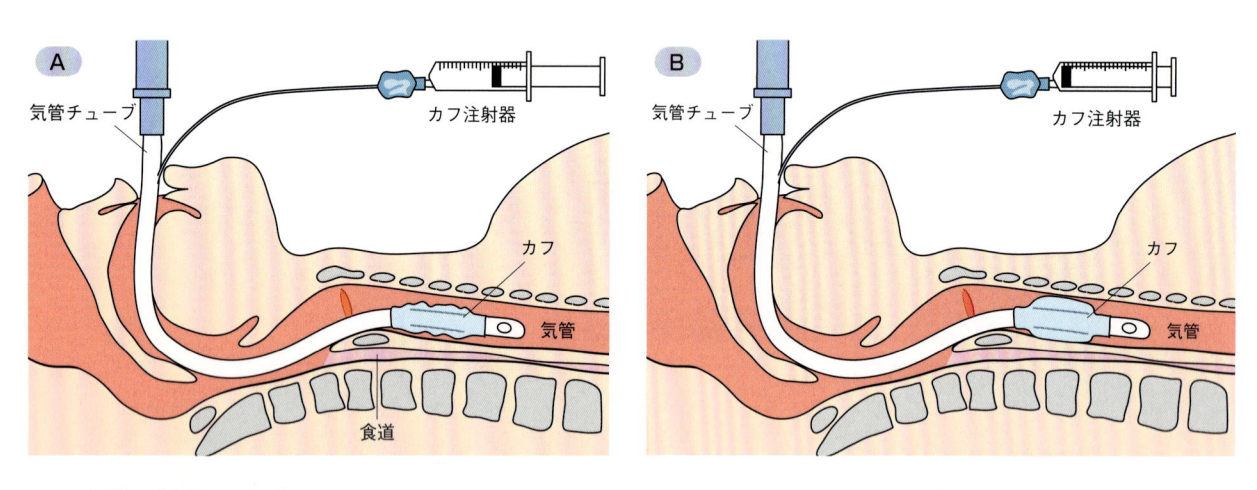

図1　気管と気管チューブのカフ　A）カフ注入前　B）カフ注入後

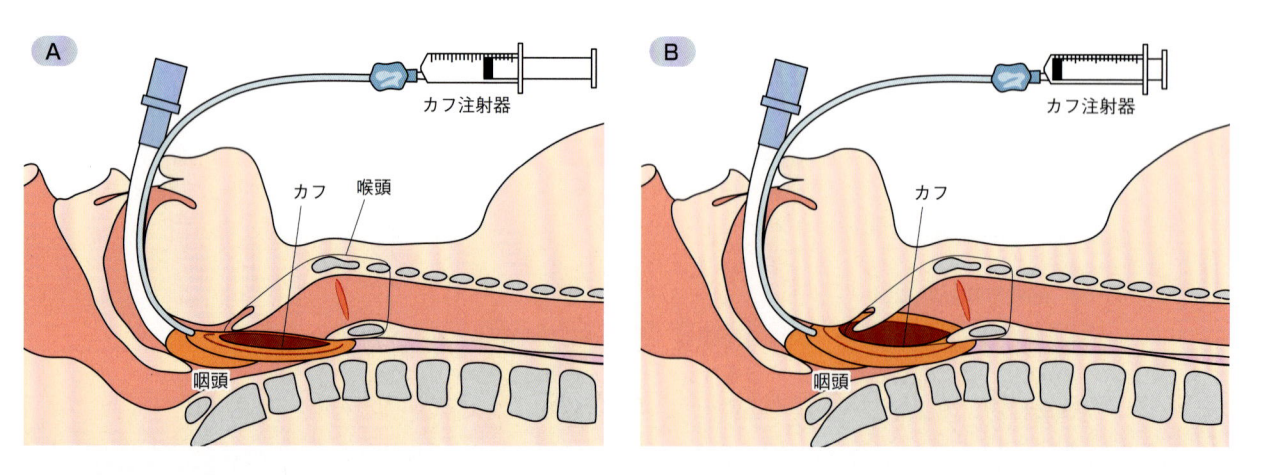

図2　咽喉頭とLMAのカフ　A）カフ注入前　B）カフ注入後

表 カフ容量と換気ガス漏れ

	適切なカフ容量	多すぎるカフ容量
LMA	減る	減るまたは増える
気管挿管	減る	減る

> **memo** カフの過膨脹による合併症
> カフの過膨脹は粘膜や神経の圧迫から咽頭痛や粘膜損傷，さらには神経麻痺の原因となります．LMAと気管挿管のどちらでもおこります．注意しましょう（p82，PART Ⅱ §3を参照）．

2 プロシールのカフは特に注意

　プロシールではクラシックと比べてカフによる気道の密閉性が高く，**高い換気圧での人工呼吸が可能**です[1]．これは背面のカフと凹みの深いカフ形状のほかにも，カフが柔らかい点も考えられます．柔らかいこのカフは，カフ容量を増やし過ぎるとカフが内側にも膨らみ，換気の障害となる場合があります．カフは少量（10〜15 mL）から注入します．麻酔で使う亜酸化窒素使用はカフ内へのガス拡散のため，**カフ内圧が4倍になる**こともあります．亜酸化窒素使用中はカフ内圧のモニターが必須です（p46，PART Ⅰ §4-4 図1参照）．

3 痰の排出とカフの位置

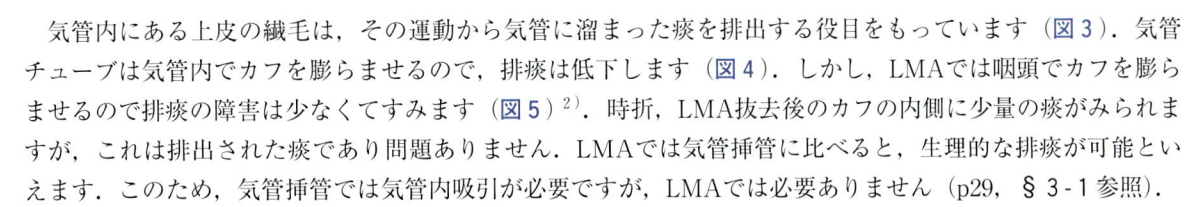

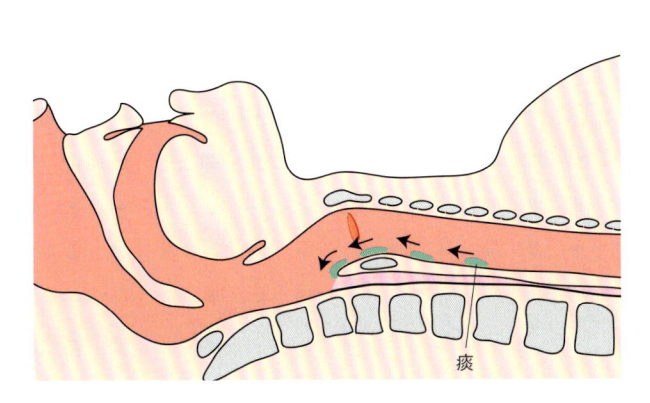

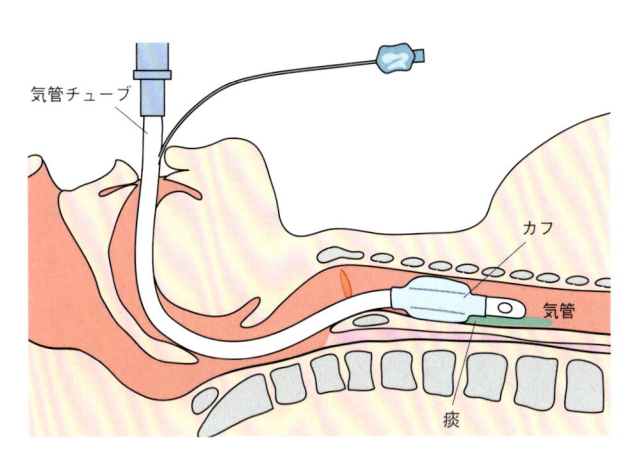

　気管内にある上皮の繊毛は，その運動から気管に溜まった痰を排出する役目をもっています（図3）．気管チューブは気管内でカフを膨らませるので，排痰は低下します（図4）．しかし，LMAでは咽頭でカフを膨らませるので排痰の障害は少なくてすみます（図5）[2]．時折，LMA抜去後のカフの内側に少量の痰がみられますが，これは排出された痰であり問題ありません．LMAでは気管挿管に比べると，生理的な排痰が可能といえます．このため，気管挿管では気管内吸引が必要ですが，LMAでは必要ありません（p29，§3-1参照）．

図3　気管繊毛と排痰

図4　気管チューブは排痰を障害する

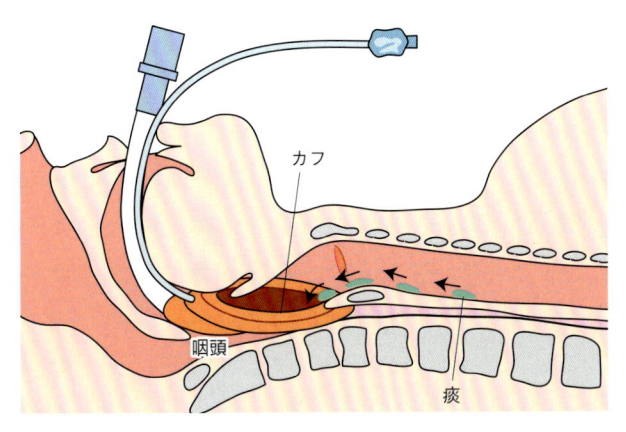

図5　LMAは排痰の障害が少ない

> **memo** 慢性気管支炎などの病的に痰が増えた状態では生理的な排痰能力を超えるため，LMAでも充分な排痰はできません．気管挿管での痰の吸引が必要です．

> **ポイント**
> - LMAと気管挿管ではカフの管理が違う
> - カフの増量で，気管チューブの換気ガス漏れは減るが，LMAではガス漏れが増えることがある
> - 気管チューブのカフは排痰を障害するが，LMAのカフは排痰の障害は少ない

参考文献

1) Brimacombe, J., et al.：A multicenter study comparing the ProSeal and Classic laryngeal mask airway in anesthetized, nonparalyzed patients. Anesthesiology, 96：289-295, 2002
2) Keller, C. & Brimacombe, J.：Bronchial mucus transport velocity in paralyzed anesthetized patients: a comparison of the laryngeal mask airway and cuffed tracheal tube. Anesth. Analg., 86：1280-1282, 1998

4-1 挿入法について

PART I 基礎・準備編 / §4 標準挿入法を学ぼう

村島浩二

> * ラリンジアルマスクの挿入は多くの方法が知られています．しかし，基本となり最も応用が効く方法は標準挿入法です．その理由を考えてみましょう．

1 挿入法の種類

ラリンジアルマスク（以下，LMA）を挿入する方法は多くの種類があり，挿入前のカフの形，LMAの持ち方（p40，PART I §4-2参照），挿入中での力のかけ方，補助器具，などはそれぞれ数種類あります（表1）．これらを組合わせると100種類以上になります．すべての方法を試して身につけることはできません．では，どの方法を身につけるべきでしょうか？

表1 LMA挿入法の種類

カフの形	カフは完全に脱気 / カフを少し膨らませる / カフを十分に膨らませる
持ち方（持つ位置）	カフとチューブの繋ぎ目を持つ / チューブの中程を持つ
持ち方（使う指）	親指と人差し指で持つ / 人差し指と中指で持つ
挿入の過程	カフを口蓋に押し付ける / カフを咽頭方向に進める / 咽頭内で回転させる / 指でカフ先端を誘導する / 喉頭を持ち上げる
補助器具	なし / 喉頭鏡 / 鉗子 / スタイレット / ブジー

2 LMAでの気道確保に期待すること

気管挿管では，通常は喉頭鏡，挿管困難症はファイバースコープのように状況や目的で挿入法を使い分けています．気管挿管ではなくLMAで気道を確保しようとするとき，その目的は，1．低い侵襲性，2．簡便性，3．気道確保困難での有効性，の3つに分けられます．もちろん，これらの目的が重なる場合もあります（図1）．LMAがもっているこれらの特徴を引き出せる挿入法が最もよい挿入法といえます．

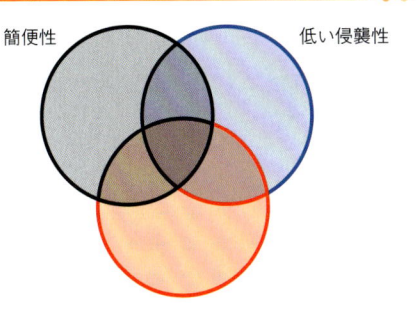

図1 LMAの3つの特徴（気管挿管と比較）

3 3つの特徴を引き出す挿入法

喉頭鏡を使ってLMAを挿入する方法もありますが，喉頭展開で侵襲は大きくなり，喉頭鏡も必要なため簡便性も損なわれます．LMAの3つの特徴（図1）を最も引き出すにはこれから述べる標準挿入法が適しています．LMAのみで挿入可能で（図2），筋弛緩薬も必要なく簡便です．また，カフを口蓋に押し付ける標準挿入法は嚥下のメカニズムと似ており（図3），生理的で侵襲は少なくなります．そして，カフは完全に脱気するので（図4），狭い気道にも挿入可能で気道確保困難な症例でも有効といえます．この基本となる標準挿入法を最初に理解して身につけることが重要です．

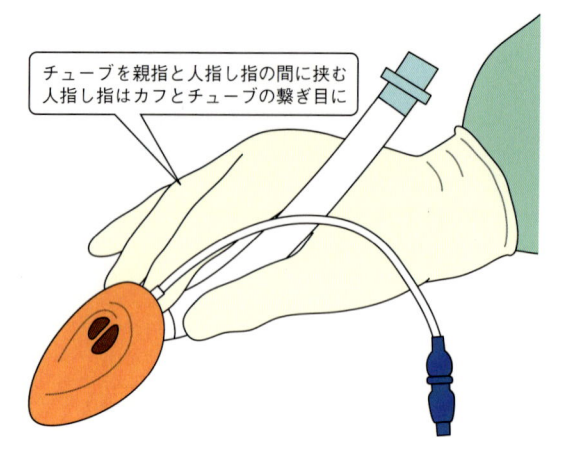

図2 標準挿入法 持ち方（文献1より改変）

チューブを親指と人指し指の間に挟む
人指し指はカフとチューブの繋ぎ目に

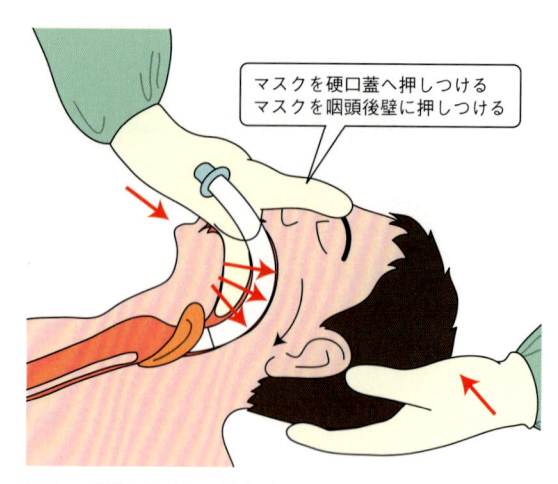

図3 標準挿入法 入れ方（文献1より改変）

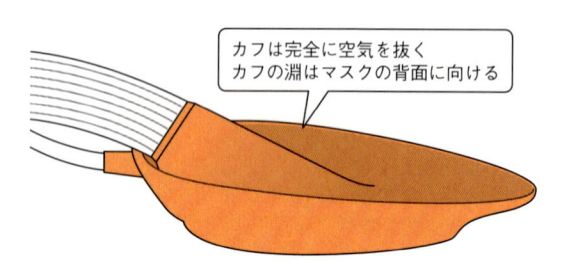

マスクを硬口蓋へ押しつける
マスクを咽頭後壁に押しつける

図4 標準挿入法 カフ形状（文献1より改変）

カフは完全に空気を抜く
カフの淵はマスクの背面に向ける

4 標準挿入法は嚥下と同じ？

　ヒトは食事のとき，始めに食物を口腔で唾液と混ぜて噛み滑らかにします．次に，舌で硬口蓋に押し付けて平らにしながら口腔の奥に進み（図5A），さらに硬口蓋に押し付けられた食物は咽頭に進みます（図5B）．最後に，舌の後方運動と咽頭筋の収縮で食物は咽頭から食道へ入ります（図5C）．嚥下とLMA挿入の過程は似ています（表2）．

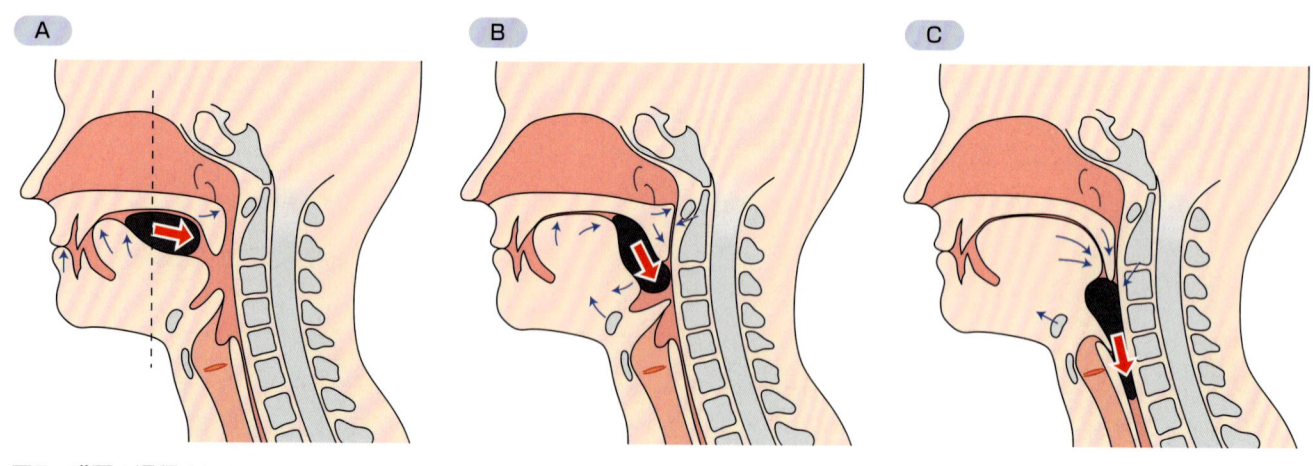

図5 嚥下の過程のシェーマ（文献2より改変）

> **memo　成人と小児の違い**
> 　成人でのLMA挿入は標準挿入法が最も適していますが，小児ではほかの方法の方が上手くいく場合も多くあります．小児では，喉頭の位置が高い，喉頭蓋が長いなどの解剖が違うことが原因と思われます．

表2 嚥下と標準挿入法

	嚥下	LMAの標準挿入法
順序1	食物塊を唾液で滑らかにする	挿入前にカフに潤滑剤をぬる
順序2	食物を舌で平たくしながら口蓋に押し付ける	カフの形を平たくして指で口蓋に押し付ける（図5A）
順序3	食物は舌で口蓋に押し付けられながら咽頭へ移動する	指でカフを口蓋に押し付けながら咽頭へ挿入（図5B）
順序4	食物は舌根で口蓋に押し付けられながら食道へ移動する（頸部前屈と頭部後屈で食物は食道に進みやすい）	指でカフを咽頭後壁に押しつけながら食道へ挿入する（頸部前屈と頭部後屈でカフが食道に進みやすい）（図5C）

ポイント
- LMAの挿入法の種類は多くある
- LMAの3つの特徴を引き出せる挿入法を知る
- 基本となる標準挿入法から理解する

参考文献

1) ラリンジアルマスク取扱い説明書より（東機貿）
2) 藤島 一郎：脳卒中の摂食・嚥下障害, 医歯薬出版, 1998

PART I 基礎・準備編　　　　　§4 標準挿入法を学ぼう

4-2 カフの形と持ち方

村島浩二

> * 標準挿入法では，カフの空気を全部抜き，チューブを親指と人差し指の間に挟んで人差し指の先はマスクとチューブの繋ぎ目に当てます．プロシールには指先やイントロデューサー先端を入れる固定ストラップが付いています．

1 正しい脱気の仕方とカフの形

　平らなテーブルの上などでカフ全体を指で押さえながら空気を抜くと（図1），カフは標準挿入法の形に仕上がります（図2）．このとき，**カフの淵はマスクの背面に向けます**．プロシールではカフを左手に持ち，注射器を付けたインフレーティングチューブを引っ張りながら（→）空気を抜くと，厚みのある**カフ近位部**も薄く脱気できます（図3，4 →）．

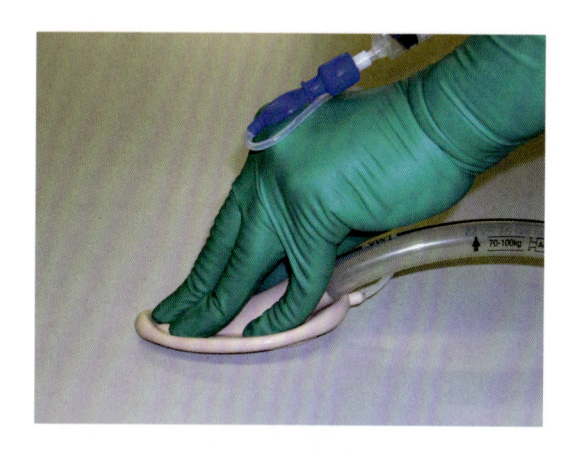

図1　クラシックのカフの脱気方法

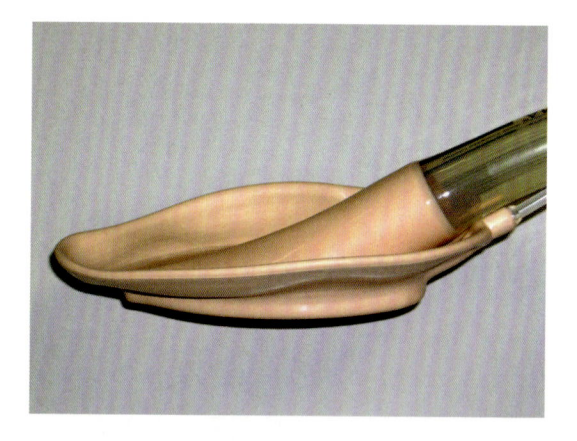

図2　標準挿入法の脱気後のカフの形（クラシック）

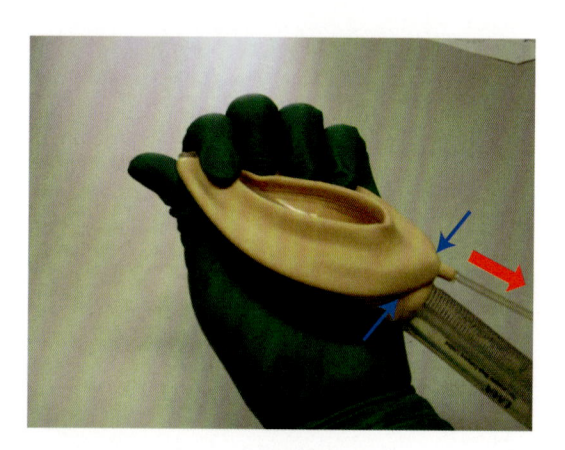

図3　プロシールのカフの脱気方法

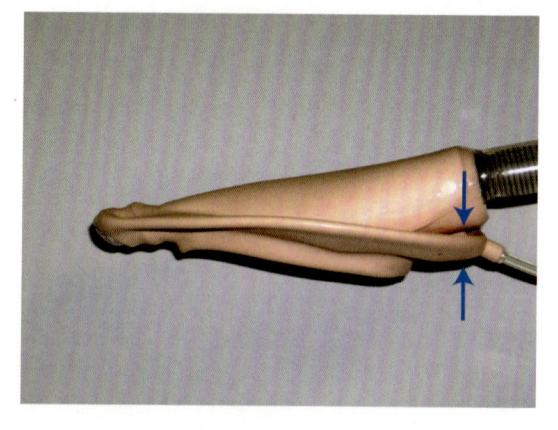

図4　標準挿入法の脱気後のカフの形（プロシール）

2 よくないカフの形

カフの形がよくないと（図5，6）カフ先端が喉頭蓋を押し下げたり，カフ先端が誤って喉頭内部へ入りやすくなります．

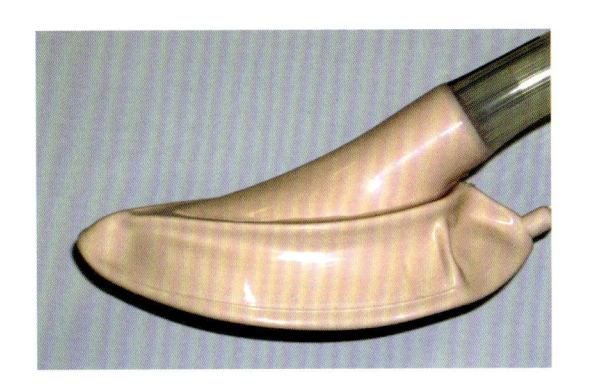

図5　カフの淵が逆向き

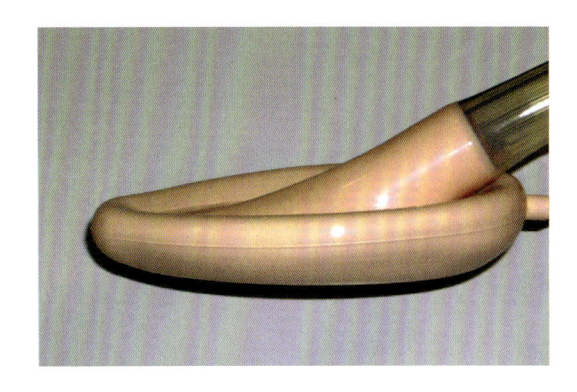

図6　脱気されていないカフ

3 正しい持ち方（人差し指挿入法）

チューブを親指と人差し指の間に挟み，人差し指の先はカフとチューブの繋ぎ目に当てるように持ちます（図7 →）．ペンの持ち方に似ています．この持ち方だと，人差し指でカフを硬口蓋や咽頭後壁に十分押し付けながら挿入することができます．プロシールでは固定ストラップに指先を入れます（図8 →）．

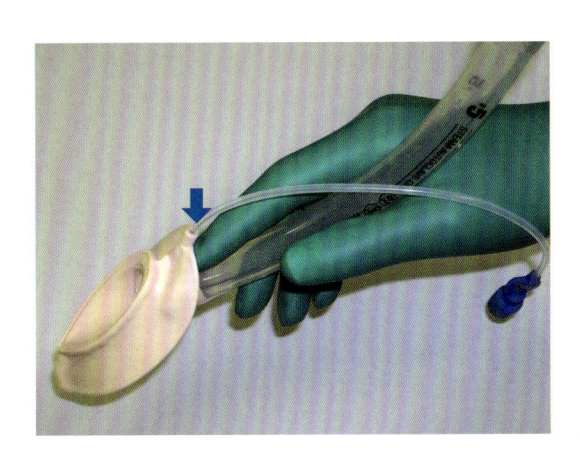

図7　クラシックの持ち方

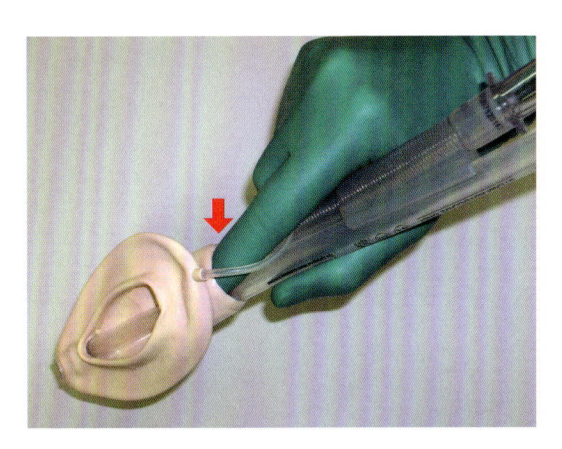

図8　プロシールの持ち方

> **memo** ここで説明したLMAの持ち方は人差し指挿入法ともよばれ，患者さんの頭側からLMAを挿入します．これに対して，患者さんの足側から挿入する方法として親指挿入法とよばれる方法もあります．救急現場や狭い病室などで患者さんの頭側からマスク換気や挿管ができない状況では有効です．

4 よくない持ち方

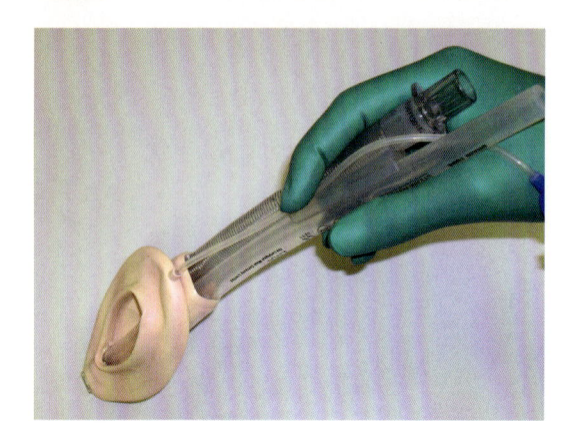

図9 よくない持ち方

エアウェイチューブの中程を持つと、挿入のときに硬口蓋や咽頭後壁にカフを十分押し付けることができません．

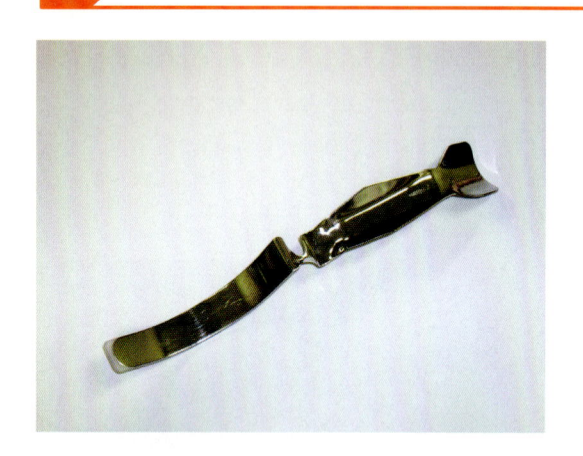

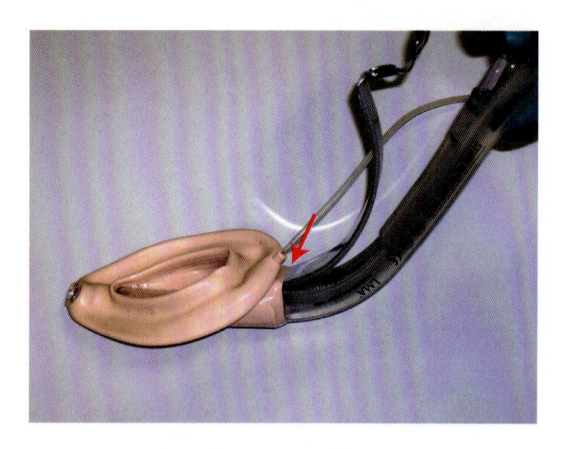

5 プロシールとイントロデューサー（イントロデューサー挿入法）

図10 イントロデューサー

プロシールではイントロデューサーという挿入補助器具があり（図10）．固定ストラップに先端を入れ（図11 →），エアウェイチューブとドレーンチューブの間に挟みます（図12 →）．口腔に手を入れる必要がない点，指の短い人でも深くまで挿入できる点がメリットです．挿入後はイントロデューサーを外せます．挿入での注意点は指で入れる場合と同じです．

図11 イントロデューサーの付け方

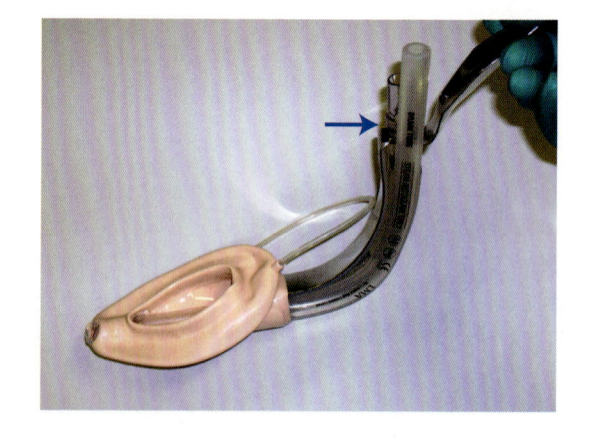

図12 イントロデューサーを付けたプロシール

> **ポイント**
> ・カフは完全に脱気する
> ・ペンと同じようにチューブを挟み，人差し指先端はカフとチューブの繋ぎ目に当てる
> ・プロシールではイントロデューサーの使用も可能である

PART I 基礎・準備編　　　　§4 標準挿入法を学ぼう

4-3 マスクを咽頭まで進める

村島浩二

* カフの形を整えてラリンジアルマスク（以下，LMA）を手に持ったら，次は挿入です．挿入における注意点を確認しましょう．
下咽頭までカフが折れ曲がらずに進めるため，カフを硬口蓋・咽頭後壁に密着させます．

1 口腔に進める

　カフ先端を前歯の裏でこするような手の形で（図1：手首と指は約90°曲げるイメージで），カフ全体を**口蓋に密着**させて口腔に進めます．ゼリーを口蓋に塗り広げるように，前後左右にカフを動かしても構いません．重要なのは，カフが折れ曲がらず口蓋に密着することです（図2 →）．カフが折れ曲がっていると（図3 →）その後の挿入は失敗します．口蓋を見ながらカフの状態を確認します．**口蓋の幅が狭いときは，正中でなく切歯の付近からカフを進めても構いません（傍正中法）**（図4）（p53, PART I §4-7を参照）．

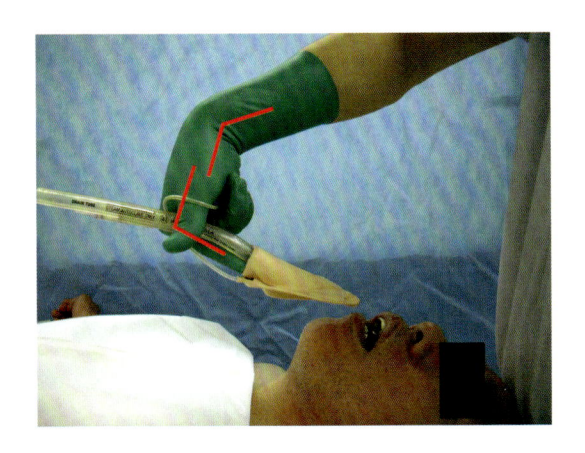

図1　手の形

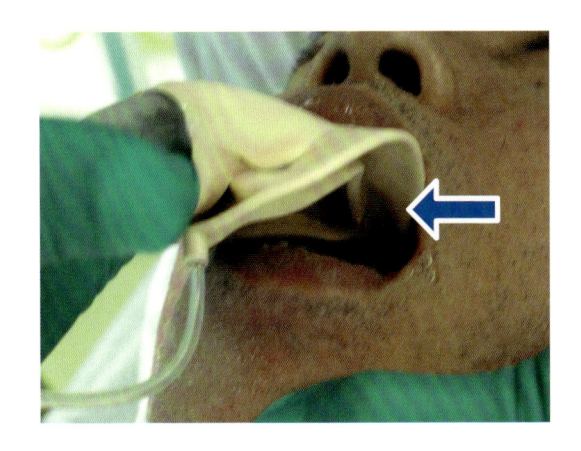

図2　口蓋に密着したカフ

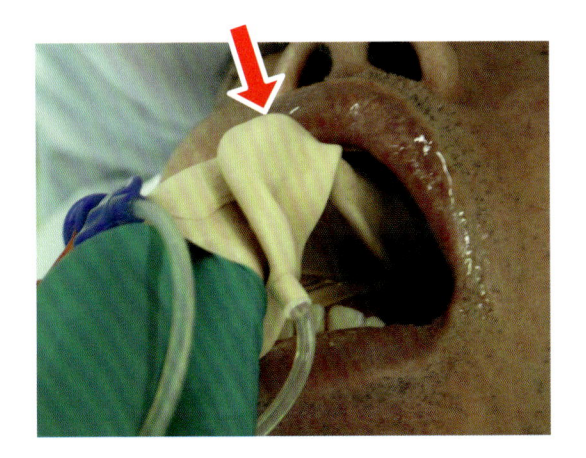

図3　カフ先端が折れ曲がり

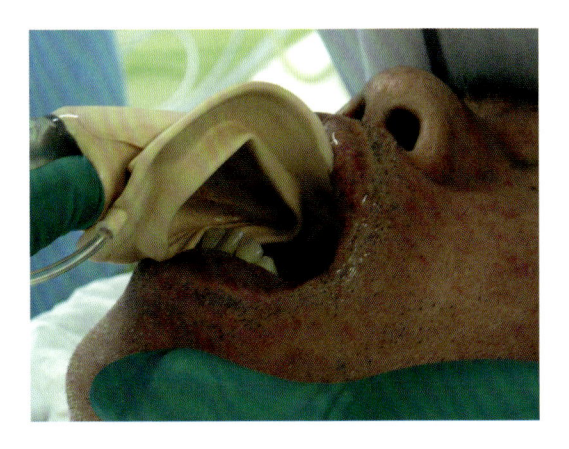

図4　切歯付近からカフを進める

2 咽頭に進める

　カフを硬口蓋に押し付けるとカフは咽頭方向に自然と進んでいきます（図5）．人差し指は強い力で口蓋を**押し続けています**（図5：手首は約90°屈曲させ，指は真っすぐ伸ばすイメージで）．力を加える向き（→）

とカフが進む向き（→）は全く違うことを理解しましょう．その後，カフが進むにつれて人差し指の関節が伸び，カフは咽頭へと進みます（図6）．（p39，PARTⅠ §4-1 表2「嚥下と標準挿入法」を参照）

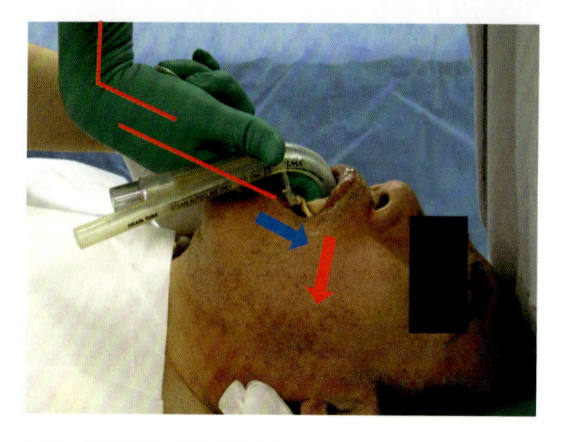

図5　硬口蓋に押し続ける

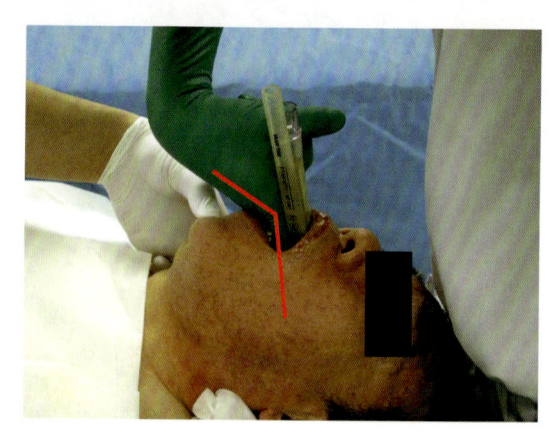

図6　指の関節が伸びる

3　食道に進める

　人差し指の関節が伸展しながら（図7），カフをさらに奥に進めます．指先は**カフを咽頭後壁に押し続けて**います．このときも力を加える向き（→）とカフが進む向き（→）は違うことを理解しましょう．指の付け根が口まできたら，左手を使って抵抗を感じるまでLMA全体を押し込みます（図8）．このとき，チューブは硬口蓋に向けて（→）押し込みます．

図7　カフをさらに奥に進めます

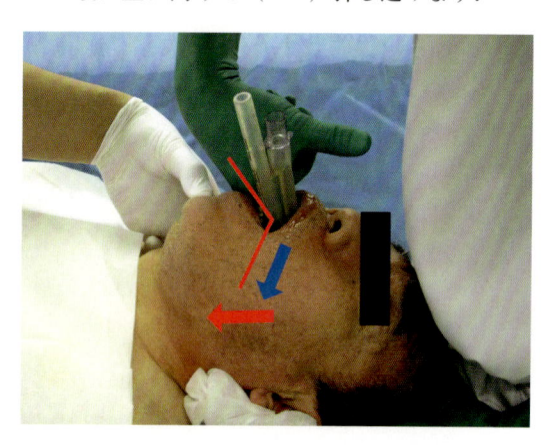

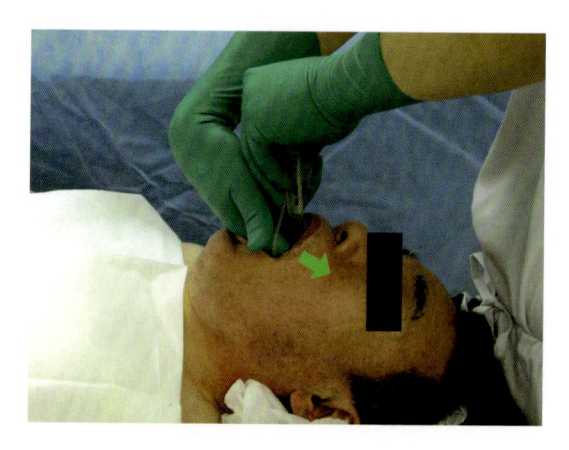

図8　左手で押し込む

4　右人差し指を抜く

　右人差し指を抜くときは（⇢），LMAが抜けないように左手で押さえておきます（→）（図9）．

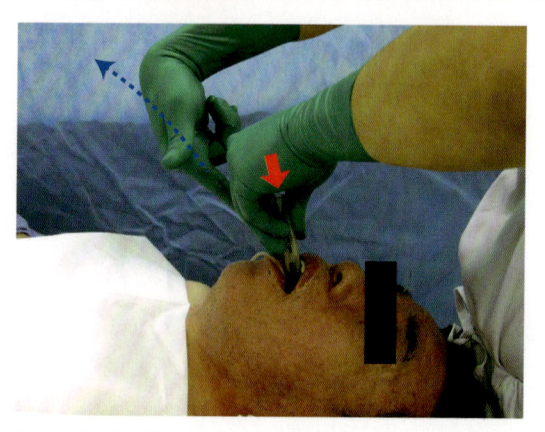

図9　右手を抜く

> **memo 抵抗を感じたとき**
> 挿入途中でカフが進まず抵抗を感じるときには，無理に押し込まず少しカフを引き戻します．咽頭に進めている場合はスニッフィング体位（p21，PART Ⅰ §2-2を参照），食道に進めている場合には下顎挙上を試してみます（p54，PART Ⅰ §4-7を参照）．

> **memo カフを押しつける力の強さ**
> 初心者では，カフを硬口蓋や咽頭後壁に押しつける力が弱いようです．カフに加える力の向きと，カフが進む向きは違うので，ある程度の力が必要です．

> **ポイント**
> ・口腔に進めるときは，カフの状態をみて確認する
> ・咽頭に進めるときは，硬口蓋に向けて力を加える
> ・食道に進めるときは，咽頭後壁に押し付けながら進める
> ・最後に左手で抵抗を感じるまで押し込む

4-4 挿入から換気へ

§4 標準挿入法を学ぼう

村島浩二

> * 挿入後はカフを注入して固定し，人工呼吸を開始します．手順と注意点を確認しましょう．
> カフの空気は少量から注入し，必要に応じて追加するとトラブルは減ります．

1 カフに空気を注入する

　固定の前に，カフに空気を注入します．注入時にカフが膨らむため，LMAが少し動くことがありますが，カフが適切な位置に移動したもので問題ありません．

　取り扱い説明書には**カフの最大注入量**の注意書きがあります（**表**）．カフは少量（クラシックでは5 mL，プロシールでは10 mL程度）から注入し，これから述べるjust sealになるよう追加します（p34，PART I §3-4参照）．実際には，カフの最大空気注入量の**半分以下でも十分に気道を密閉できます**（**図1**）．

表　カフの最大空気注入量（クラシックもプロシールも最大空気注入量は同じです）

LMAサイズ	最大空気注入量（mL）
1	4
1.5	7
2	10
2.5	14
3	20
4	30
5	40

> **memo** 成人にクラシック（サイズ3，4，5）を使うと約8 mLのカフ空気注入でカフ内圧が60 mmHgになります[1]．

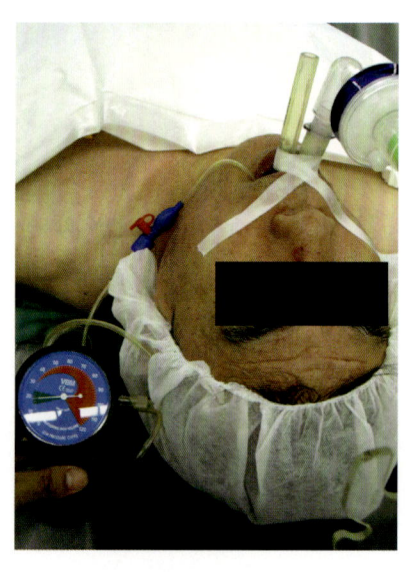

図1　カフ内圧計とLMA

2 換気状態とシール圧を確認する

　LMAを呼吸回路につなぎ，慎重にバックを押します．胸部の呼吸音のほかにも，上腹部と頸部を聴診します．上腹部では胃への送気，頸部では換気ガス漏れが起こる圧（シール圧）をチェックします．陽圧換気では**1回換気量（8 mL/kg）**に必要なカフ量のみを追加します（just seal）．その後にカフの内圧（カフ内圧）を確認します（**図1**）．すべてのLMAで**カフ内圧は60 cmH$_2$O以下**にするよう勧められています．高いカフ内圧は咽頭痛や神経障害の原因となります（p82，PART II §3参照）．麻酔中に自発呼吸で管理する場合は，咽頭の唾液などを吸入しないために，**シール圧を10 cmH$_2$O以上**にします．カフ内圧が60 cmH$_2$O以上でもシール圧が低くてカフ漏れが多い場合はカフの挿入異常，サイズが小さい，などが疑われます．

3 プロシールでは胃管を挿入する

　プロシールでは，禁忌（食道静脈瘤など）がなければ胃管を挿入します．**胃管が入らなければ，挿入異常が疑われ**（p52，PART I §4-6を参照），再挿入が必要です．また，胃管挿入前にドレーンチューブに潤滑ゼリーをつけると（図2），ドレーンチューブからの換気漏れがわかります（p52，PART I §4-6を参照）．ゼリーは多めにつけ，胃管でドレーンチューブ内にゼリーを塗り進めるように前後しながら（→）挿入すると，抵抗なく胃管が入ります（図3）．

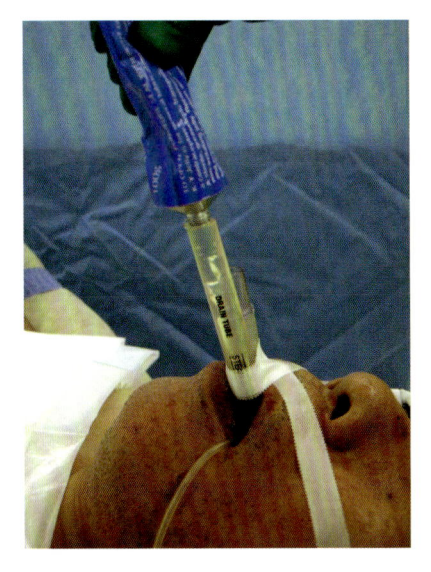

図2　潤滑ゼリーをつけたプロシールの
　　　ドレーンチューブ

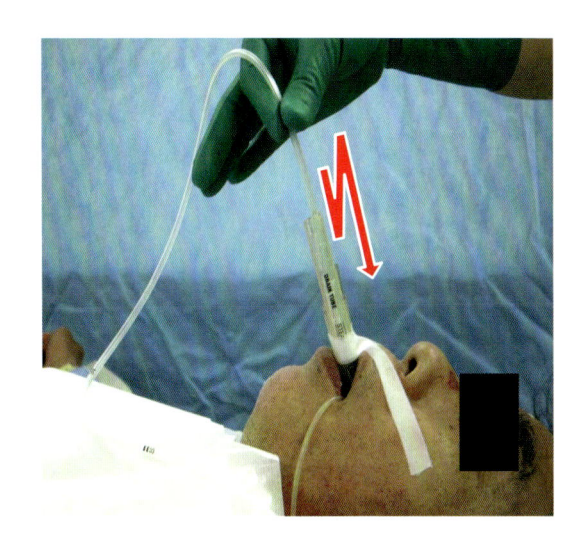

図3　ドレーンチューブでの胃管の進め方

4 エアウェイチューブを固定する

　エアウェイチューブをテープで固定します（図4）．上顎に固定すると安定します．

　固定の時に唇を巻き込まないように注意します．バイトブロックはプロシールには組み込まれていますが，クラシック，ユニーク，フレキシブルにはありません．そのため，別にバイトブロックが必要です．市販のバイトブロックでもよいですし，ガーゼを丸めて（ガーゼロール）使う方法もあります．

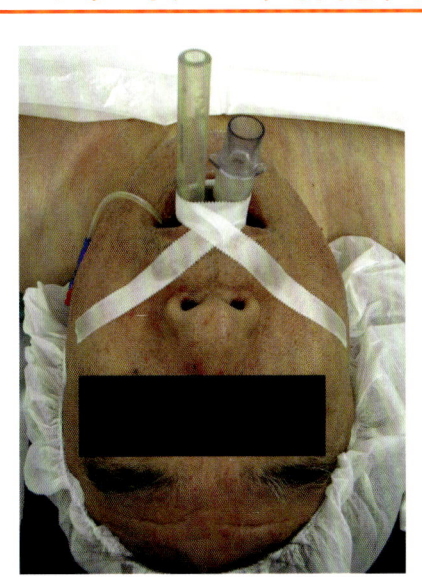

図4　上顎に固定したLMA

5 人工呼吸を開始する

　正常の肺胸郭コンプライアンスであれば，20 cmH$_2$O程度の最高気道内圧で陽圧換気が可能です．しかし，1回換気量は8〜10 mL/kgでも十分で，**必要最低限の気道内圧による陽圧換気が推奨されます**[2]．必要以上の高圧で陽圧換気を行うと，換気ガス漏れや胃に換気ガスが入ることがあります．

> **ポイント**
> ・カフの最大容量と圧に注意する
> ・プロシールでは胃管を入れる
> ・陽圧換気はシール圧以下で換気する

参考文献

1) Berry, A. M., et al.：An evaluation of the factors influencing selection of the optimal size of laryngeal mask airway in normal adults. Anaesthesia. 53：565-570, 1998
2)「ラリンジアルマスクのすべて」(天羽敬祐 監訳)，診断と治療社，1998

4-5 クラシックの挿入異常

§4 標準挿入法を学ぼう

村島浩二

> * 挿入異常のパターンを知ると，挿入後の見えない状態でも問題点を推測できます．その結果，診断と対処が可能です．頻度の高い挿入異常について学びましょう．ラリンジアルマスク・フレキシブルとラリンジアルマスク・ユニークの挿入異常についても本項を参考にして下さい．

1 正しく挿入されたクラシック

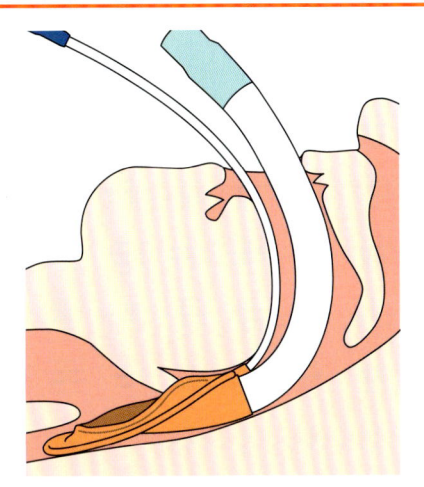

マスク開口部は喉頭と向き合い，カフ先端は食道に入っています．カフに空気を入れると，喉頭とエアウェイチューブはカフで密閉されて人工呼吸が可能になります．食道はカフ先端で塞がれた状態です．

図1　正しく挿入されたクラシック
("The Intavent Laryngeal Mask Instruction manual Second Edition" Dr. A. I. J. Brain, 1992より改変)

2 換気ができない

● カフ先端が鼻へ

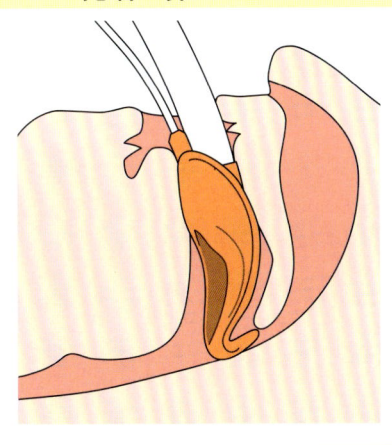

カフの先端が鼻腔に入り換気できません．マスクを抜いて再挿入が必要です．このとき，スニッフィング体位（p25, PART I §2-3を参照）・傍正中挿入法が（p43, PART I §4-3を参照）有効です．

図2　先端が鼻へ

● カフ先端が声門へ

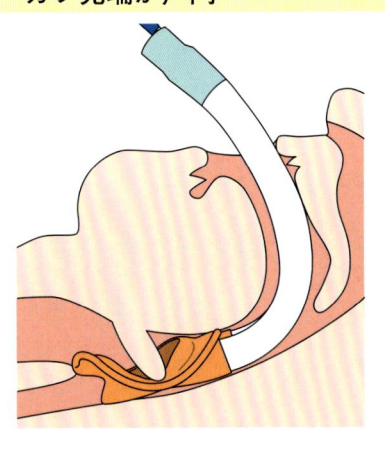

カフの先端が喉頭に入りこんでいます．マスクを抜いて再挿入が必要です．このとき，下顎挙上（p26, PART I §2-4を参照）が有効です．

図3　先端が声門へ
("The Intavent Laryngeal Mask Instruction manual Second Edition" Dr. A. I. J. Brain, 1992より改変)

Ⅰ §4-5 クラシックの挿入異常

● カフ先端が深い

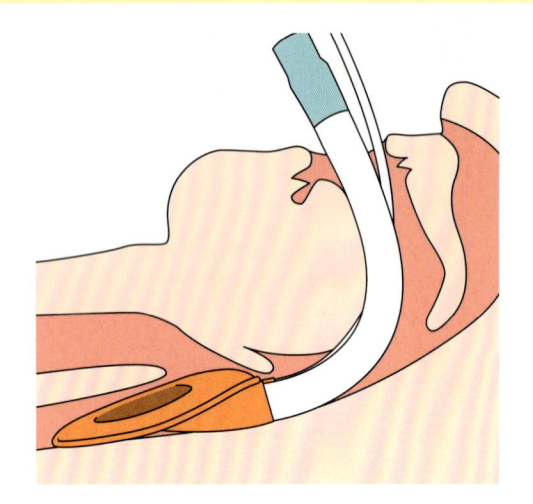

カフの開口部が食道まで入っています．サイズの選択が小さすぎる場合に起こります．マスクを浅くすると正しい位置になります．
（ラリンジアルマスクのサイズバリエーションについてはp12，PARTⅠ §1-1を参照）

図4　先端が深い

● カフ先端が浅い

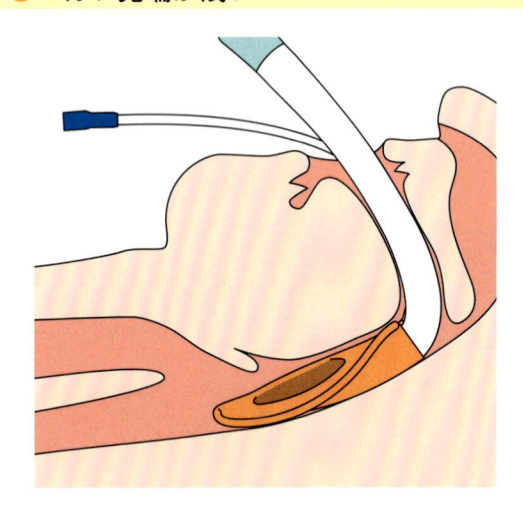

カフの開口部が喉頭まで達していません．より深くまで挿入すると正しい位置になります．ただし，喉頭蓋を押し込むことがあるので注意が必要です．

図5　先端が浅い

● カフの背面への折れ曲がり

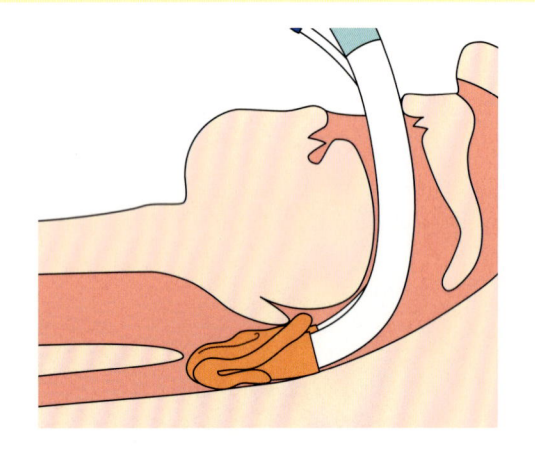

挿入途中でカフが折れ曲がって入っています．換気はできますが，食道が閉鎖されず，誤嚥の危険が高い状態です．マスクを抜いて再挿入が必要です．このとき，スニッフィング体位（p25，PARTⅠ §2-3を参照）・傍正中挿入法（p43，PARTⅠ §4-3を参照）が有効です．

図6　カフの背面への折れ曲がり
("The Intavent Laryngeal Mask Instruction manual Second Edition" Dr. A. I. J. Brain, 1992より改変)

ポイント
・クラシックで起りやすい挿入異常を知りましょう
・挿入異常が見えなくても判断する方法を知りましょう
・挿入異常の原因を理解し，正しい挿入への足がかりにしましょう

4-6 プロシールの挿入異常

PART I 基礎・準備編 / §4 標準挿入法を学ぼう

村島浩二

* プロシールは換気用と食道用の2つのチューブをもち，クラシックより複雑です．プロシールも挿入中の状態は見えません．プロシールで多い挿入異常を知り，対応できるようにしましょう．

1 正しく挿入されたプロシール（気道と食道の分離）

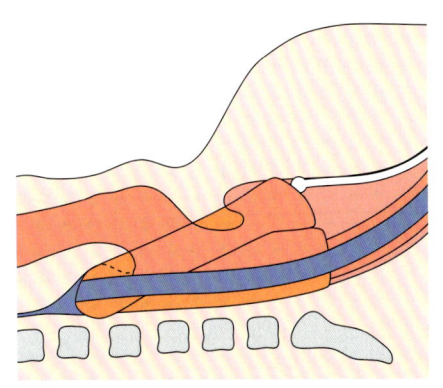

マスク開口部は喉頭と向き合い，カフ先端のドレーンチューブ開口部は食道に入っています．喉頭と食道がそれぞれカフで密閉され，消化管と気道が分離された正しい挿入位置です．

図1　正しく挿入されたプロシール

2 換気ができない

● カフ先端が鼻へ

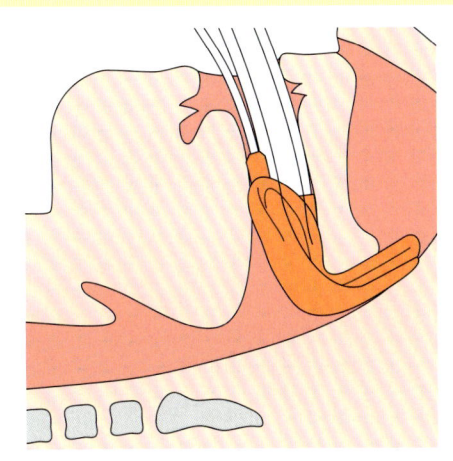

カフの先端が鼻腔に入り換気できません．クラシックでも起こりますが，カフが柔らかいプロシールで起こりやすいようです．マスクを抜いて再挿入が必要です．このとき，スニッフィング体位（p25，PART I §2-3を参照）・傍正中挿入法（p43，PART I §4-3を参照）が有効です．

図2　先端が鼻へ

● カフ先端が声門へ

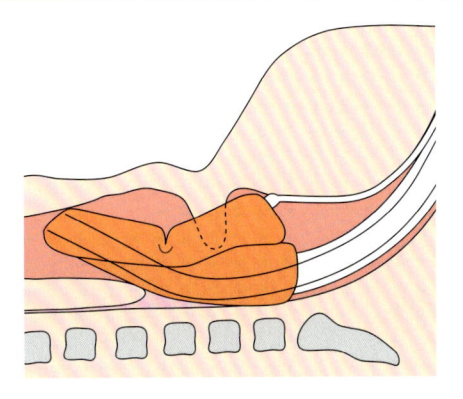

カフの先端が喉頭に入りこんでいますので換気はできません．自発呼吸中ではドレーンチューブから呼気が出るので判断できます．マスクを抜いて再挿入が必要です．このとき，下顎挙上（p26，PART I §2-4を参照）が有効です．

図3　先端が声門へ

3 換気はできるが漏れが多い

● 先端が浅い

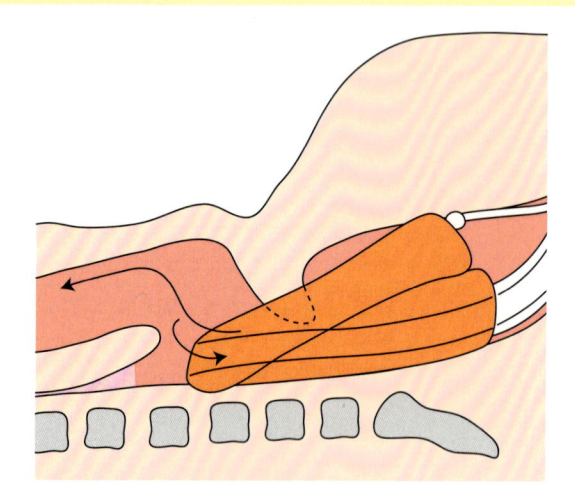

カフ先端が浅く，喉頭・食道の密閉が不十分です．陽圧換気でドレーンチューブからのガス漏れで判断します（潤滑ゼリーを付けるとわかりやすくなる）．挿入最後の押し込みが足りないと起こります．**カフを深く押し込むと解決**できます．

図4　先端が浅い

4 換気はできるが胃管が入らない

● カフの背面への折れ曲がり

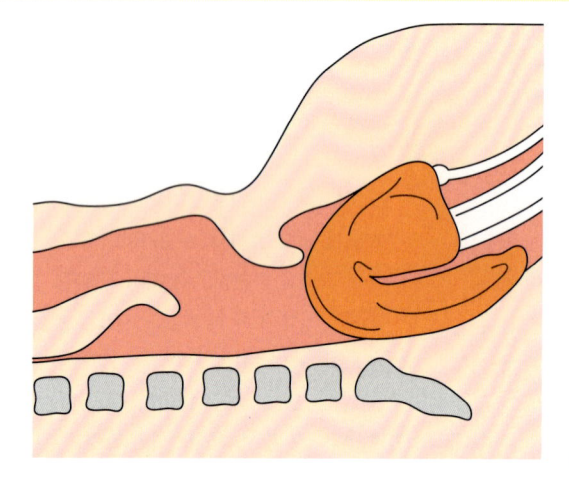

挿入途中でカフが折れ曲がって入っています．換気はできますが，気管と食道が分離されず，**誤嚥の危険が高い状態**です．胃管が入らないので判断できます．マスクを抜いて再挿入が必要です．このとき，スニッフィング体位（p25，PARTⅠ §2-3を参照）・傍正中挿入法（p43，PARTⅠ §4-3を参照）が有効です．

図5　カフ背面への折れ曲がり

> **memo　カフが食道に深く挿入された場合**
> カフ全体が食道に深く入ってしまうと換気できません．しかし，プロシールのカフはクラシックより大きく厚いために起こる頻度は少なくなります．ただし，サイズの選択が小さすぎる場合には起こります．

ポイント
- プロシールで起りやすい挿入異常を知りましょう
- 挿入異常が見えなくても判断する方法を知りましょう
- 挿入異常の原因を理解し，正しい挿入への足がかりにしましょう

4-7 挿入が難しい場合には

§4 標準挿入法を学ぼう

村島浩二

* 今までは，LMAの特徴をよく活かした標準挿入法について説明してきましたが，標準挿入法でもLMAの挿入が難しい場合もあります．そのときの対応法を確認しましょう．

1 挿入のポイントを再確認する

- □ 麻酔深度：開口や下顎挙上ができる麻酔深度
- □ 体位：可能な限りのスニッフィング体位
- □ カフ：完全に脱気して薄くする
- □ 挿入時の力の向き：口蓋に押し付ける方向
- □ 挿入時の力の強さ：口蓋にカフが密着する力の強さ

これらのポイントに気をつけても，問題がある場合は以下の方法を試してみましょう．

2 口腔から咽頭に上手く入らない（プロシールで換気ができるが胃管が入らない）→傍正中法

口蓋の真ん中に沿ってカフを進める方法が基本ですが（図1），上手くいかない場合，少し脇にカフを密着させて進めます（傍正中法：図2）．これにより咽頭に上手く入る場合が多くあります．

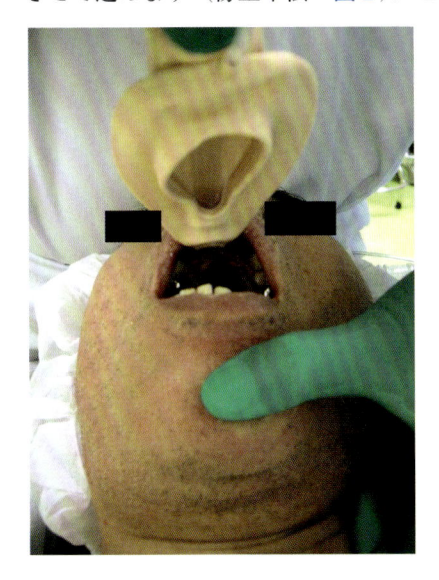

図1 正中法

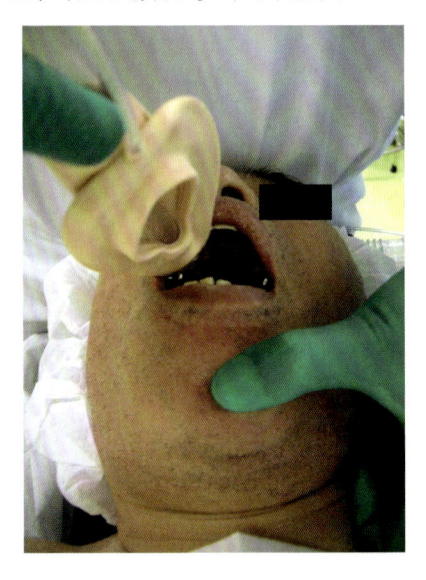

図2 傍正中法

> **memo** 取り扱い説明書を十分に理解した後で，麻酔科認定医がプロシールを50症例で使用したところ，挿入の問題で最も多かったのは咽頭に挿入不能で8症例でした．この8症例にスニッフィング体位と傍正中法を行うと，全症例で挿入に成功して気道が確保されました[1]．

3 カフ先端が声門に入ってしまう→下顎挙上

カフ先端が声門に入り換気できない場合，カフが咽頭に入った後に下顎挙上を行います（図3 →）．このとき，口が閉じないように開口も行います（図3 →）．下顎挙上で喉頭蓋と喉頭が持ち上がると同時に梨状陥凹が開き，カフ先端が下咽頭から食道に入りやすくなります（p26, PARTⅠ §2-4を参照）．図3のように助手に介助してもらうのがよいでしょう．

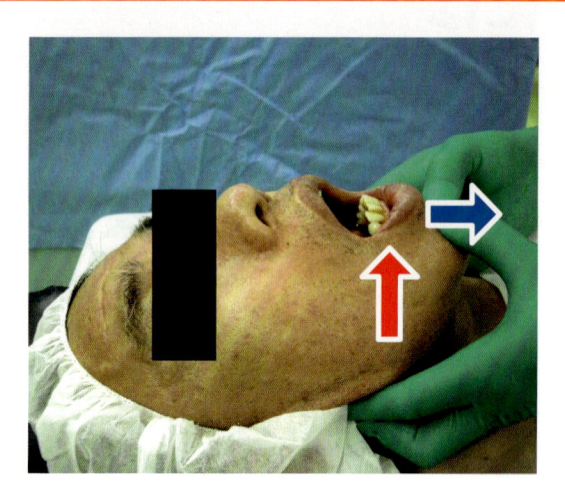

図3 LMA挿入での下顎挙上の仕方

4 プロシールでの胃管の利用

プロシールはクラシックと比べるとカフ先端より中央が柔らかく折れ曲がりやすい構造です．このため口腔から咽頭に進むときにカフ中央から折れ曲がると，鼻腔に入ったり（p51, §4-6, 2. 先端が鼻へ参照），咽頭内で折れ曲がったりします（p52, §4-6, 4. カフの背面折れ曲がり参照）．傍正中法でも上手く挿入できない場合，胃管をプロシールのドレーンチューブに通しておき，胃管を先に食道に挿入して（図4），プロシールを後で挿入する（図5）ことでカフ先端を食道に誘導します．胃管は食道に入れるため，**咽頭の中央でなく脇に入れ**，下顎挙上をして梨状陥凹を開いておくと，気管に入ることが少なくなります．胃管の代わりにガムエラスティックブジーでも可能です．この方法はドレーンチューブのない**クラシックでは使えません**．

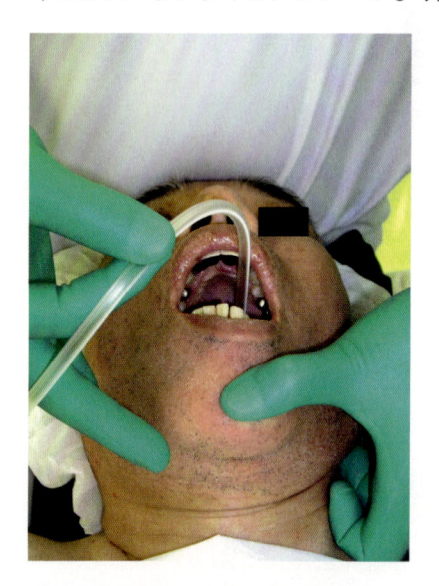

図4 先に食道に胃管を挿入する

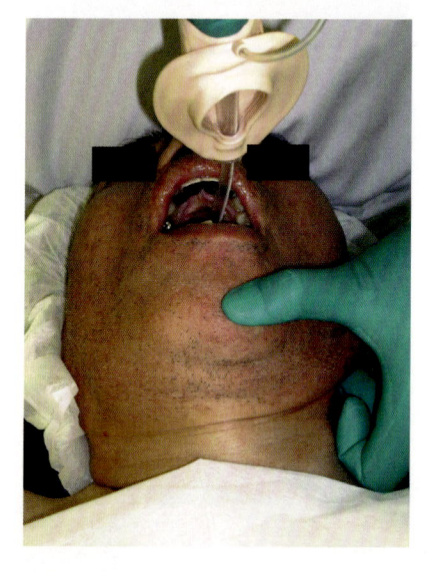

図5 プロシールを挿入する

> **ポイント**
> - LMAの挿入が難しい場合は，まず基本のポイントを再確認する
> - それでも挿入が難しい場合，傍正中法，下顎挙上を試してみる
> - 先に入れた胃管で食道へ誘導する方法もある

参考文献

1) 松尾由美子 ほか：Proseal LMAによる気道確保困難の発生頻度と対処法の検討. 麻酔, 56：1168-1173, 2007

PART II 実践編

§1 ● 全身麻酔での使用法
- 1-1. 全身麻酔でのラリンジアルマスクの適応と禁忌 …………… 56
- 1-2. 全身麻酔の導入にあたって ………………………………… 59
- 1-3. 気道合併症を減らす挿入のコツ …………………………… 62
- 1-4. 麻酔の維持 …………………………………………………… 65
- 1-5. 麻酔からの回復 ……………………………………………… 69

§2 ● 救急医療での使用法
- 2-1. 救急医療での使用法 ………………………………………… 71

§3 ● ラリンジアルマスクの合併症とその予防法を理解しよう
- 3-1. ラリンジアルマスクの合併症とその予防法を理解しよう … 77

PART II 実践編　　　　　　　　　　　　　　　　　　　　　　　　　§1　全身麻酔での使用法

1-1 全身麻酔でのラリンジアルマスクの適応と禁忌

古賀和徳

> ラリンジアルマスク（以下，LMA）は体表面手術（四肢・鼠径ヘルニア）の全身麻酔で気道確保をフェイスマスクでする症例において，hands freeにするための気道確保器具として当初開発されました[1]．それから20年以上が経過し，最近は頭頸部手術，腹臥位手術，さらには心臓手術にまで使用されています[2]〜[4]．しかし，LMAを用いた全身麻酔法をマスターするには，適応のための基準をきちんと整理する必要があります．

1　LMA適応の原則

誤嚥の危険が高い症例ではLMAを選択しない，という原則を守りましょう．また，明らかにLMAの挿入や換気ができないような症例でも使いません．表1にLMAの禁忌を示します．これらの症例では気管挿管を第一選択とします．

そのほか，喘息などの陽圧換気で高い気道内圧が必要な症例でもLMAの選択は避けたほうが安全です．しかし，プロシールでは他のLMAより高い気道内圧での換気が可能なため使用できる場合があります．

表1　LMAの禁忌

誤嚥の危険性が高まる術前状態	LMAの挿入や換気ができないと予想される症例
・絶飲食していない（フルストマック） ・上部消化管疾患 ・高度の肥満 ・妊婦（14週以上） ・腸閉塞	・開口制限 ・声帯以下に気道閉塞がある
誤嚥の危険性が高まる手術	**陽圧換気で高い気道内圧が必要な症例** （プロシールでは可能な場合あり）
・上部消化管手術 ・腹膜牽引手術 ・腹腔内圧を増加させる手術操作 ・Trendelenburg体位	・肺や胸郭コンプライアンスの低下（高度の肥満） ・高い気道抵抗（喘息） ・胸腔内手術 ・横隔膜を圧迫するような手術

> **memo　禁忌の例外**
> 気道が確保できずに重度の低酸素や心停止直前の状態では，LMAの禁忌があってもLMAを使うことがあります．誤嚥性肺炎の危険よりも低酸素による障害が大きく，救命を第一に考えるためです．

2　LMAによる全身麻酔の術式別難易度

LMAは挿管に比べると，気道確保の確実さは低くなります．そのため，LMAでは挿管で起こらないトラブルが起こります．例えば喉頭痙攣による換気不良などです．これは麻酔を適度に深くすると問題なく解決します．

このようにLMAで気道を確保するにはLMAについてだけでなく，気道についてのより多くの知識が必要になります．具体的には，喉頭痙攣などの気道の反射（生理学），適度な麻酔に必要な薬剤と投与量（薬理学），カフのずれの判断と対処（解剖学）などの知識です．

つまり，LMAでは知識が増えるにつれて気道確保のトラブルを解決する能力が上がります．このため，初心者には困難な症例でも，熟練者では合併症を起こさずにLMAを使いこなせる場合があります．

以下に難易度をA・B・Cの三段階に分けています．

難易度A：LMA初心者に適した手術
難易度B：LMA熟練者なら十分可能な手術
難易度C：LMAの適応について意見が分かれる手術

LMAを用いた全身管理法を修得するには，ASA分類Class 1 またはClass 2 の症例で，誤嚥の危険性が低く，筋弛緩薬の投与が不要で自発呼吸下に管理できる，比較的短時間の単純手術が適しています（表2）．体位も仰臥位または砕石位に限定します．体表面の手術，鼠径ヘルニア手術，四肢の整形外科手術，泌尿器科の経尿道的内視鏡手術，婦人科の会陰・経腟手術などがよい適応でしょう．

表2　ASAの全身状態分類（文献5より改変）

Class 1	一般状態は良好
Class 2	軽度の全身疾患がある
Class 3	日常生活を妨げる重度の全身疾患がある
Class 4	生命を脅かされる全身疾患がある
Class 5	瀕死の状態
Class 6	脳死状態の臓器提供者

● 難易度Aの手術例

1）整形外科・形成外科・皮膚科

一般的に全身状態が良好で持続的な筋弛緩を必要としない体表・四肢手術が多いので，これらの科の手術ではLMA初心者にとっては適した症例が多いようです．上肢手術，硬膜外麻酔や脊髄くも膜下麻酔を併用した股関節・下肢手術で最適です．

● 難易度Bの手術例[6]

1）乳房手術，鎖骨手術

良好な術野のために頭を横に向けることがあり，LMAの位置がずれて換気がしにくくなることがあります．また，敷布や離被架が気道トラブルの際の対処を妨げることになります．エアウェイチューブがらせん入りで曲げることができるフレキシブル（図1）やプロシール（図2）を選択します．

2）眼科手術

LMA挿入は気管挿管と比較して眼圧の上昇が小さくなります．緑内障を有する患者ではLMAはよい適応です[7]．しかし，術中の気道トラブルに対応しにくいのが難点です．LMAの確実な留置としっかりとした固定が必須です．フレキシブルを使えばLMAチューブが顔面から突出することなく良好な術野を確保できます．

3）耳鼻科手術

扁桃摘出およびアデノイド切除術においても，フレキシブルを使えば開口器でチューブが閉塞することもなく良好な術野が確保できます．術野からの血液が気管内に流れ込むこともないようです．眼科手術と同じで，術中の気道トラブルに注意深い管理が必要です．

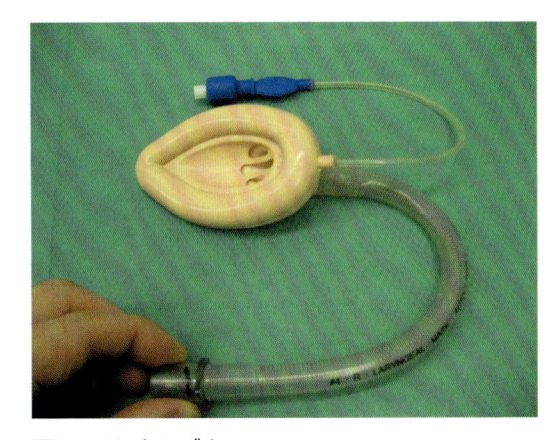

図1　フレキシブル

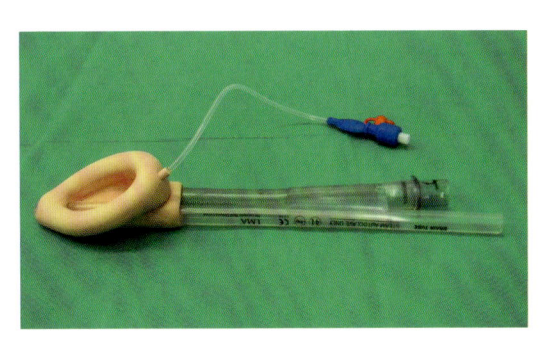

図2　プロシール

4）覚醒下開頭術

脳外科手術中に，言語野の確認などのために覚醒させて発語させる，いわゆる覚醒下開頭術が行われることがあります．術中，必要に応じて麻酔から覚醒させ，検査終了時に再びLMAを挿入します[8]．

5）側臥位

体位変換や術中のトラブルへの対応が難しくなります．

● 難易度Cの手術例[9]

適応については賛否両論がある手術ですので，LMAに熟練した麻酔指導医とよく相談しながら入念に計画を立ててから使用しましょう．

1）腹腔鏡手術

LMAを用いた管理の難しさとしては，気腹や頭低位に伴う肺・胸郭コンプライアンスの低下や機能的残気量の減少，二酸化炭素吸収による$PaCO_2$の上昇に対する対策がポイントになります．陽圧換気の際の換気ガス漏れや胃の膨満を最小限度に抑えるためにはプロシール（図2）を選択し，ドレーンチューブから胃管を挿入して胃内容の減圧，吸引が行えるようにしておきます．

2）肺手術

LMAを用いた一側肺換気（one lung ventilation：OLV）という高度な管理を要します．OLVでは高い気道内圧を要することがありますので，LMAのシール圧が十分にないとOLVは困難です．OLVのための気管支ブロッカーを，気管支鏡を使用しながら正しい位置に挿入する技術も必要となります．

3）腹臥位手術

腹臥位手術でもLMAによる麻酔管理[3]は可能ですが，問題は気管挿管が必要になったときの対処法です．LMAは腹臥位での蘇生や事故抜管のときの緊急気道確保の選択肢の1つとして考慮されています．

4）その他

気管切開，歯科・口腔外科手術，長時間手術などではLMA管理難易度はCに相当します．

---

memo　頭頸部手術の難易度

眼科，耳鼻科，歯科・口腔外科，脳外科では術野と気道が近くなるために，手術中の気道トラブルへの対応が難しくなります．LMAがずれない確実な固定，手術中の換気不良に対する適切な処置が必要なため難易度が上がります．

ポイント
- LMAは，誤嚥の危険性が低く，単純な手術が最も適しています
- LMAの禁忌症例では気管挿管を第一選択とします

参考文献

1) Brain, A. I. J.：The laryngeal mask- a new concept in airway management. Br. J. Anaesth., 55：801-805, 1983
2) Tongier, W. K., et al.：Use of the laryngeal mask airway during awake craniotomy for tumor resection. J. Clin. Anesth., 12：592-594, 2000
3) Ng, A., et al.：Induction of anesthesia and insertion of a laryngeal mask airway in the prone position for minor surgery. Anesth. Analg., 94：1194-1198, 2002
4) Ghosh, S., et al.：An alternative airway in cardiac surgery? Ann. Thorac. Surg., 63：921-921, 1997
5) 稲田英一 訳：術前の患者評価．「MGH麻酔の手引」（稲田英一 監訳）．p3-14, メディカル・サイエンス・インターナショナル，2004
6) 浅井 隆：どんな手術時に使えるか？〈一般篇〉「どこまでできるかラリンジアルマスク」（安本和正，浅井 隆 編），p83-90, 克誠堂，2007
7) Barclay, K., et al.：Intra-ocular pressure changes in patients with glaucoma：comparison between the laryngeal mask airway and tracheal tube. Anaesthesia, 49：159-162, 1994
8) Sarang, A. & Dinsmore, J.：Anaesthesia for awake craniotomy-evolution of a technique that facilitates awake neurological testing. Br. J. Anaesth., 90：161-165, 2003
9) 小日向浩行，中沢弘一：どんな手術時に使えるか？〈応用篇〉「どこまでできるかラリンジアルマスク」（安本和正，浅井 隆 編），p91-103, 克誠堂，2007

PART II 実践編　　§1　全身麻酔での使用法

1-2　全身麻酔の導入にあたって

古賀和徳

* ラリンジアルマスク（以下，LMA）を用いた全身麻酔の導入にあたっては，まずLMAを入念に準備することから始まります．本稿では，LMAの準備の仕方に加え，円滑な麻酔導入の方法，LMA挿入のタイミングを知る方法について説明します．

1　前投薬

　前投薬はLMA挿入に必須ではありません．硫酸アトロピンは口腔内分泌物を減少させるため好都合かもしれませんが，実際，挿入時や維持に分泌物で困ることはまれです．前投薬なしでもLMA挿入や維持に困ることはなく，また最近は手術室への徒歩入室が主流であることや，LMA使用が最適となる日帰り手術が増加傾向にあることを考慮すれば前投薬は不要と考えられます．

2　導入直前のチェック（図1）

□ LMAのサイズは適切か
□ 適切に脱気しているか
□ 潤滑剤を塗布しているか（乾燥を防ぐために挿入直前に塗布する）
□ 予備のLMA（前後のサイズも含めて）の準備があるか
□ いつでも気管挿管ができる準備があるか

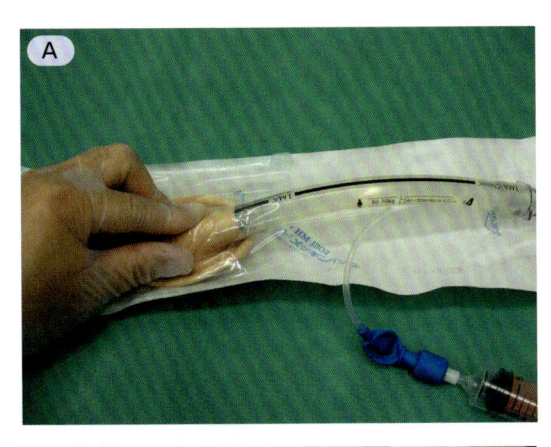

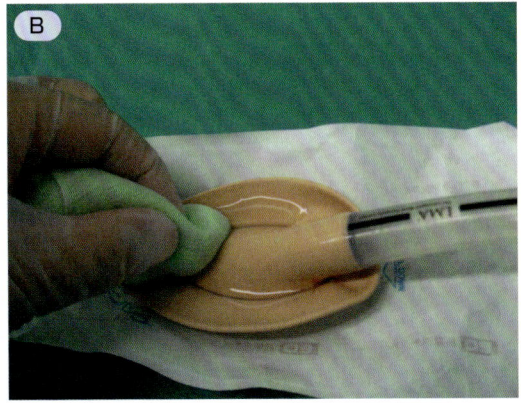

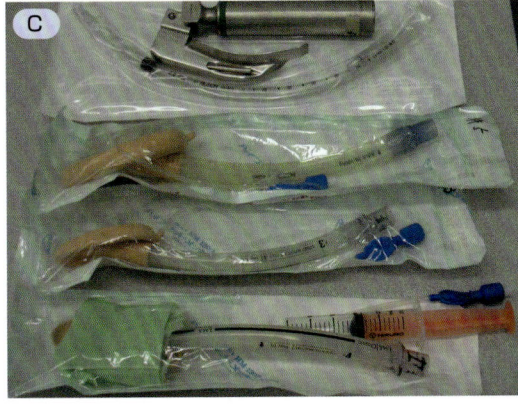

図1　導入直前のチェック
A）脱気は適切か？
B）潤滑剤を背面に塗ったか？
C）予備のLMAはあるか？ 気管挿管はいつでも可能か？

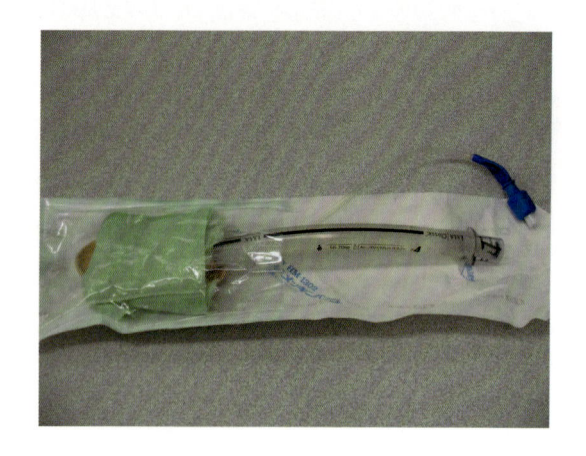

図2　LMA準備のポイント

memo LMAは40回のオートクレーブが可能ですので，滅菌後は滅菌済みパッケージに再包装されます．細かいことですが著者が行っている準備法を紹介します．表の透明フィルムを半分に切り，左手でフィルム下半分を上から押さえながら脱気します（図1A）．ガーゼで潤滑剤（K-Yゼリー）をマスク背面にだけ薄く塗り（図1B），潤滑剤が乾きにくいように使用ガーゼをマスク背面に当ててパッケージに戻しておきます（図2）．こうしておくと潤滑剤が乾きにくく，LMAを取り出しやすいです．準備にもこだわることがLMAを好きになる秘訣です．

3　麻酔の導入（図3）

まずは十分に酸素化します（図4）．この間，LMA挿入に伴う気道の有害反射（咳や喉頭痙攣など）を予防するために50〜100μgのフェンタニル（フェンタニル®）を静注しておきます．フェンタニルのかわりに静注用2％リドカイン（キシロカイン®）1〜1.5 mg/kgでも代用できます．レミフェンタニル（アルチバ®）を導入から用いる場合はLMA挿入5分前から0.2〜0.5μg/kg/分で持続投与しておきます．

次にプロポフォール（ディプリバン®，プロポフォール®）2.5 mg/kgを目安に30秒かけて投与します．高齢者では少量投与（1〜1.5 mg/kg）に留めます．睫毛反射の消失，自発呼吸の停止を確認します．フェイスマスクでの陽圧換気の間に両手で下顎挙上操作を行い，下顎の弛緩の程度を確認します（図5）．その際，手足を動かそうとする体動がみられれば麻酔深度はLMA挿入レベルにまで達していないと判断し，セボフルラン（セボフレン®）の濃度を5％程度まで上げて陽圧換気を続けるか，プロポフォールを0.5 mg/kg追加投与します．改めて下顎挙上を試みて体動がなければLMA挿入のGOサインです[1]．

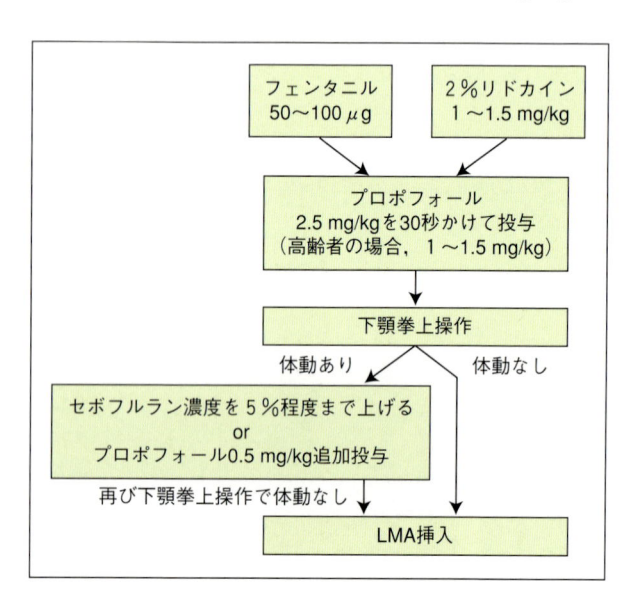

図3　麻酔導入からLMA挿入までのフローチャート

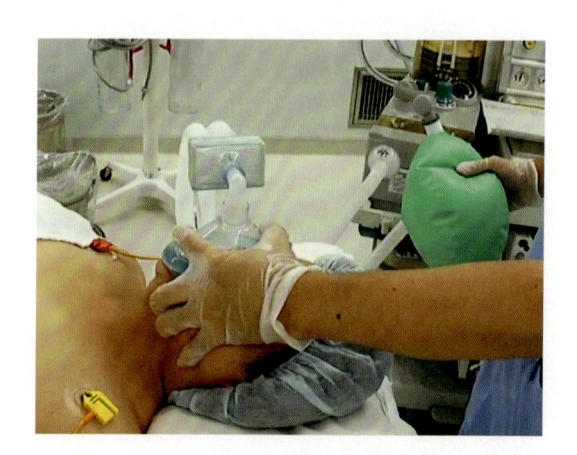

図4　フェイスマスクで十分に酸素化します

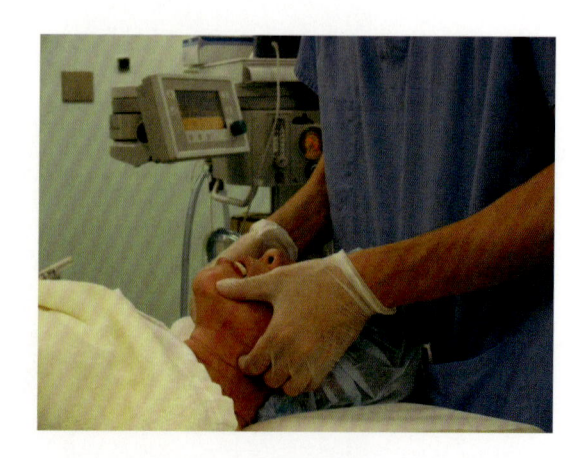

図5　下顎挙上はLMA挿入の目安にもなります

> **memo** LMAの標準挿入法では，下顎挙上を勧めていません．その理由は，下顎挙上の刺激が強いために体動や気道の有害反射を誘発することがあるからです．逆にいえば，下顎挙上を行ってもこれらの反射がなければ挿入に適した麻酔の深さと考えられます．これを上手に利用したのがここに示した方法です．このほかにも，下顎挙上には挿入を助ける効果があります（PARTⅠ §2-4，PARTⅠ §4-7参照）

ポイント
- 下顎挙上はLMA挿入のタイミングの目安にもなります
- 喉頭痙攣や咳など挿入に伴う有害反射を避けるため，深い麻酔を心がけます

参考文献

1) Drage, M. P., et al.：Jaw thrusting as a clinical test to assess the adequate depth of anaesthesia for insertion of the laryngeal mask. Anaesthesia, 51：1167-1170, 1996

PART II 実践編　　　　　　　　　　§1　全身麻酔での使用法

1-3 気道合併症を減らす挿入のコツ

古賀和徳

> * ラリンジアルマスク（以下，LMA）は筋弛緩薬なしで挿入できるのが利点です．逆にいえば，筋弛緩薬なしの挿入には十分な麻酔深度が必要ということです．これをふまえて，位置異常を起こさずに正しく挿入するためのコツ，気道の有害反射が起こったときの対処法について理解しましょう．

1　気道の有害反射が起こったときの対処法

　麻酔深度を十分に深くしても円滑に挿入しなければ気道の有害反射（声門閉鎖，喉頭痙攣，咳反射），嘔吐反射が起こるかもしれません．挿入のコツは，舌根および喉頭蓋に触れないように，カフを硬口蓋および咽頭後壁に押し付けながら進めることです．しかし，正しく円滑に挿入されても，カフによる刺激で声門が一過性に閉鎖することがあります（声門閉鎖）．この場合，換気は上手くできません．

　この時点でのポイントは，マスクの位置異常と誤認してあわててLMAを抜去しないことです．バッグに15 cmH$_2$O程度の陽圧をかけながら換気をすると少しずつ換気が可能となってきます．一過性の声門閉鎖は軽度の陽圧で比較的容易に解除できます．それでも気道閉塞が解除されず，陽圧換気ができない場合はプロポフォールを1 mg/kg追加投与します．声門閉鎖や軽度の喉頭痙攣ならこの時点で解除されます．それでも換気ができないときは誤った位置に挿入されたと考えてLMAをいったん抜去して再挿入します．このときも麻酔深度は十分でなければいけません．そのため，再挿入の前には5％前後のセボフルランで数分間換気します．ただし，重度の喉頭痙攣を起こしている場合は吸入麻酔薬は肺胞に到達しにくいので，麻酔を深くして喉頭痙攣を解除するにはプロポフォールの追加投与（1 mg/kg）が確実な方法です[1]．

> **ポイント**
> ・一過性の声門閉鎖は軽い陽圧換気で解除できます
> ・それで解除できないときはプロポフォール1mg/kgを追加投与します

2　プロポフォール vs チアミラール

　プロポフォールはチアミラールよりも気道の有害反射を抑える働きが強いことがわかっています．LMA挿入時の気道合併症の比較研究[2]（プロポフォール2.5 mg/kg vs チアミラール4.0 mg/kg）でもプロポフォールの方が断然有利でした．LMA挿入のための静脈麻酔薬は極力プロポフォールを選択してください．卵アレルギーなどでプロポフォールが使えない場合はチアミラールで導入して5％のセボフルランを数分間換気するなどしてから挿入を試みます．気道の有害反射を予防するために筋弛緩薬（ベクロニウム，ロクロニウム）を使用してもよいでしょう．

> **memo　慣れるまでは少量の筋弛緩薬を使うのもよい**
> 初心者によくあるパターン：LMAは正しく挿入できたはずなのに用手換気ができずに換気ガス漏れが多い．これが浅い麻酔が原因の一過性の気道の有害反射（声門閉鎖や軽度の喉頭痙攣）とわからずLMAをすぐ抜いてしまう．ところがフェイスマスク換気もできずに酸素飽和度がみるみる低下！　あわてて筋弛緩薬を投与して危機一髪．LMAなんてもういやだ！　という苦い体験がLMA修練の障壁にならないよう，慣れるまでは少量の筋弛緩薬〔ベクロニウム（マスキュラックス®，マスキュレート®）1〜2 mg，ロクロニウム（エスラックス®）10 mg〕を使うのもよいでしょう．

3 LMAの位置異常

　標準的な手法で挿入されればLMAはほぼ確実に機能します．軽度の喉頭蓋の折れ曲がり（ファイバスコープで開口バーから喉頭蓋の先端が確認できる場合）は20～30％の割合でみられますが，軽度なら十分に機能しますので位置異常とはいえません[3]．カフを膨らませるまではLMAを固定しないようにします．カフを膨らませたときにチューブが1cmほど浮き出てくることがあります．これはカフ先端が食道入口部の最もよい位置に移動するためです．実はこのLMAの動きが，落ち込んだ喉頭蓋を正常位に回復させるのに重要なのです．

　位置異常による完全気道閉塞のパターンとして，完全な喉頭蓋の折れ曲がりやカフ先端の声門への迷入が考えられます．特に後者は喉頭痙攣を誘発しやすいので避けたいものです．

　換気を阻害するような位置異常を防ぐには，LMA挿入のときに喉頭蓋が咽頭後壁から離れた状態をつくる，すなわち，お互いの間にできるだけ空間をつくることです．そのためには**頭部後屈と下顎挙上**（p26，PART Ⅰ §2-4参照）が有用です．

4 プロシール挿入の一例

　著者が行っている挿入法を示します．マスクとチューブの接合点で右人差し指と親指で保持し，**中指で開口しながらカフ先端を硬口蓋へ押し当てます**（図1A）．このとき左手で**頭部を持ち上げながら頸部を前屈**させていることに注目します．こうするとマスクは中咽頭へ滑るように進んでいきます．滑らせたら今度は**頭部を後屈させながら人差し指でカフを咽頭奥まで押し進めます**（図1B）．そして**左手で下顎挙上をしながら右手でチューブを抵抗を感じるまでゆっくり押し込みます**（図1C）．慣れないうちは**助手に下顎挙上をしてもらう**のも位置異常を起こさないための有用な手法です（図2）．この方法は標準挿入法に下顎挙上を加えた方法ともいえます（p54，PART Ⅰ §4-7参照）．

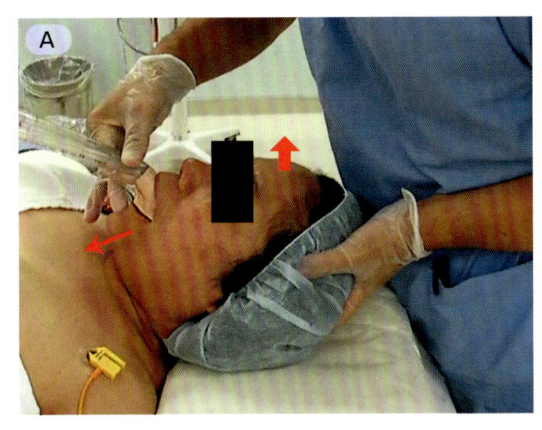

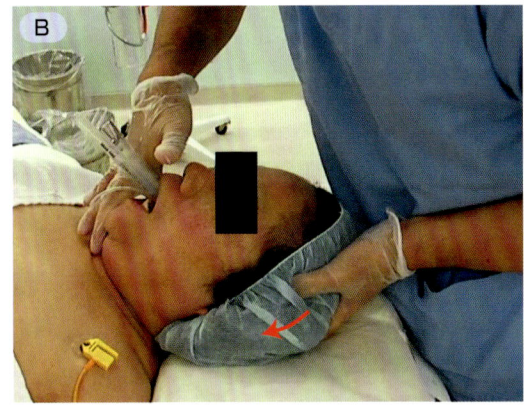

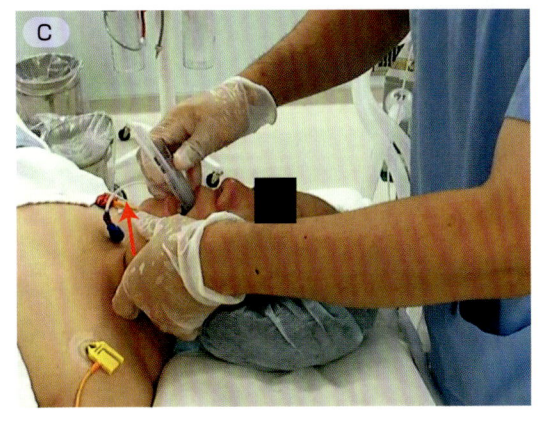

図1　標準挿入法に下顎挙上を併用する－プロシールの場合
A）左手で頭部を持ち上げ，左中指で開口しながらLMA先端を硬口蓋へ押し当てます．B）次に頭部を後屈させながら人差し指を咽頭奥まで押し入れていきます．C）そして左手で下顎挙上をしながら右手でチューブをゆっくり押し込みます

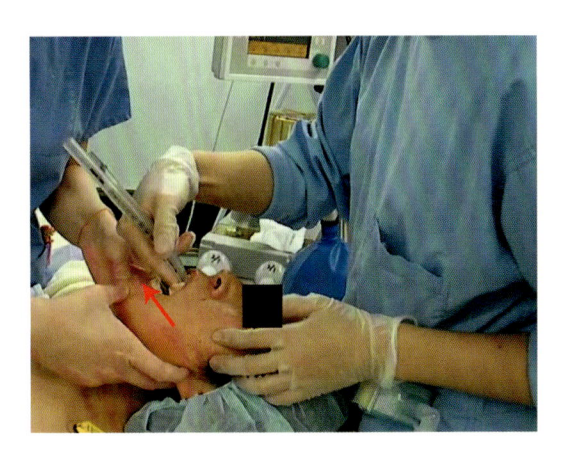

図2　助手に下顎挙上をしてもらってもよい

5 喉頭蓋の折れ曲がりを防ぐコツ

- □ カフを膨らませたまま挿入しない〔脱気したときのカフの形（図3）は喉頭蓋の折れ曲がりを防ぐためにも重要です〕
- □ LMAを常に咽頭後壁に押しつけるように進める
- □ チューブを進めるときに頭部後屈と下顎挙上を合わせて行う

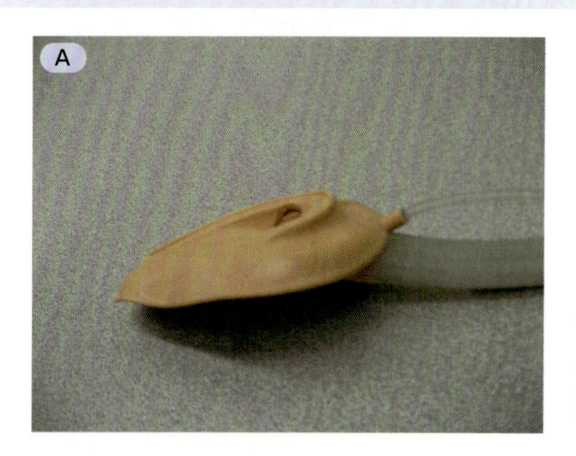

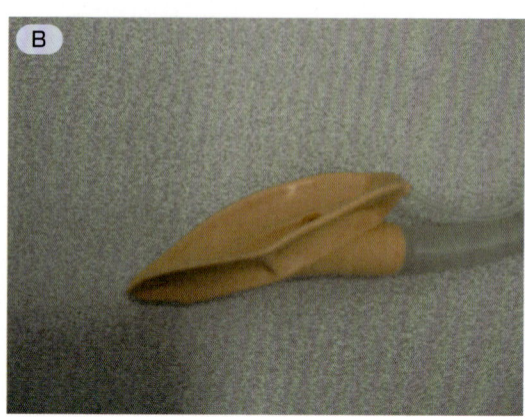

図3　マスク脱気後の先端の形
A）理想的な形：マスク先端は食道入口部に向きやすい．B）好ましくない形：マスク先端は声門に向きやすい

参考文献

1) 浅井　隆：適切な麻酔が必要．「どこまでできるかラリンジアルマスク」（安本和正，浅井　隆 編），p15-25，克誠堂，2007
2) Brown, G. W., et al.：Comparison of propofol and thiopentone for laryngeal mask insertion. Anaesthesia, 46：771-772, 1991
3) Brimacombe, J.：Analysis of 1500 laryngeal mask uses by one anaesthetist in adults undergoing routine anaesthesia. Anaesthesia, 51：76-80, 1996

PART II 実践編

§1 全身麻酔での使用法

1-4 麻酔の維持

古賀和徳

> * ラリンジアルマスク（以下，LMA）で麻酔管理を行うときは気管挿管と違い，通常は筋弛緩薬を使いません．麻酔が浅い状態で手術侵襲が加わると，息こらえや喉頭痙攣などの気道の有害反射が起こることがあります．したがって適切な麻酔深度を保つことがLMAによる麻酔維持のコツです[1]．

1 全身麻酔のみの場合

　セボフルランやイソフルランによる吸入麻酔はLMAを用いた麻酔の維持に適しています．手術侵襲に応じた調節が必要ですが，亜酸化窒素（笑気）を併用するなら0.8 MAC（minimum anesthetic concentration：最少肺胞濃度）以上，併用しない場合は1.3 MAC以上で維持します[1]．プロポフォールによる静脈麻酔は麻酔深度の調節がやや難しいようです．TCI（target controlled infusion，標的濃度調節持続静注）で4 μg/mLで維持しても半数以上の症例で術中に体動がみられるようです[2]．

2 全身麻酔＋硬膜外（脊髄くも膜下）麻酔併用の場合（図1）

　LMAは気管チューブよりも浅い麻酔深度で維持できます．したがって手術侵襲に対する鎮痛を硬膜外麻酔や脊髄くも膜下麻酔で行う場合には，LMAの気道に対する刺激に耐えられる麻酔深度で十分です．吸入麻酔薬の場合，亜酸化窒素を併用するならセボフルラン1.0～1.5％，イソフルラン0.7～1.2％，亜酸化窒素なしならそれぞれプラス0.5％を目安にします．また，プロポフォールならTCI設定2.0 μg/mL以上，または4 mg/kg/時で維持します．いずれの麻酔薬でも術中覚醒の不安をなくすためにも，可能ならBISモニターを併用しましょう（図2）．BIS値40～60を目安に調節します．

　麻酔深度が浅めなだけにLMAや咽頭・喉頭に不用意な刺激を決して加えないことです．雑な体位変換（顔の向きを急に変えたり，体全体の位置を急にずらすなど）やチューブ内の吸引（吸引チューブ先端による喉頭の刺激）を行ってはいけません．術中はできるだけ"そっと"しておきましょう．

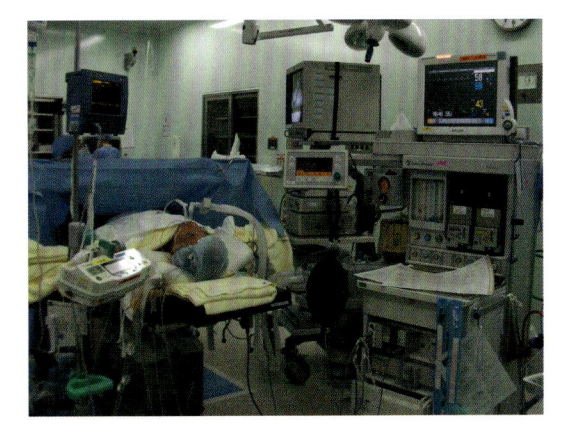

図1　泌尿器科手術：硬膜外麻酔を併用したLMA管理例

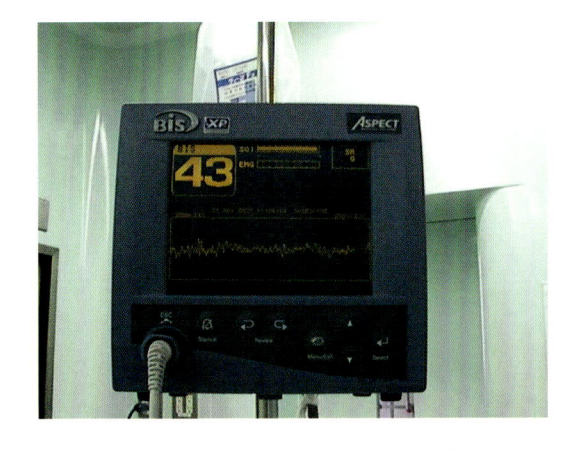

図2　BISモニターで適切な麻酔深度を維持します

3 自発呼吸か補助呼吸か

　LMAの開発当初のコンセプトからすると，自発呼吸下に管理するのが理想的です．しかし，LMA挿入直後は導入薬の呼吸抑制の効果が残って，自発呼吸がしばらく出現しないことがあります．その間は補助呼吸（用手的陽圧換気）が必要です．徐々に自発呼吸が現れ，十分な換気量となれば自発呼吸のみで管理できます．手術侵襲に対する麻酔深度が適切であれば，終末呼気炭酸ガス濃度（$ETCO_2$）は上昇傾向にあります．$ETCO_2$値 50 mmHg程度までは許容できます．55 mmHg以上を示すようであれば麻酔が深すぎる可能性が高いので，麻酔薬濃度を下げながら$ETCO_2$値 50 mmHg未満となるように補助呼吸を行います．

　逆に手術侵襲に対して麻酔深度が浅い場合，自発呼吸が頻呼吸となり$ETCO_2$値が低値となります．吸入麻酔薬や静脈麻酔薬の濃度を上げるかフェンタニルを少量（50 μg）投与する，またはレミフェンタニルの持続静注速度を漸増して麻酔を深くします．

　麻薬による呼吸抑制は顕著ですので，気がついたら呼吸数が4回/分以下でモニター上カプノグラム波形が全く出ていない！ということも経験します．自発呼吸を促すあまり補助呼吸をしないでおくと$ETCO_2$は一気に60 mmHgを超えます．そういうダイナミックな呼吸管理は好ましくありません．麻薬を追加投与する際には，補助呼吸を再開するタイミングが遅れないよう注意しましょう．つまり，自発呼吸では**常に注意深い呼吸管理が必要**です．

4 クラシック vs プロシール

　プロシールはクラシックを基本に種々の工夫を加えて，その欠点を補うものとして開発されました．マスク背面も膨らむようにカフが改良された結果，密着性がよくなり陽圧換気がしやすくなりました（図3）．また，ドレーンチューブ（図4）が備わり，胃管を留置することが可能となりました．これにより胃内を減圧することができ，誤嚥の危険性をより少なくします．また，胃管を留置できればマスクの位置は適切なため，位置異常の除外もできます（p52，PART I §4-6参照）．バイトブロックも組込まれています．これは挿入した深さの目安にもなります．

　挿入はクラシックの標準挿入法に準じます．挿入にはクラシックよりもやや深い麻酔深度が必要なようです．プロポフォールなら4割ほど，セボフルランなら2割ほど増量します．クラシックよりも分厚い構造のため，最初は挿入が少し難しく感じられますが，カフとエアウェイチューブの間にある固定ストラップ（図5，挿入補助器具を装着するためのもの）に人差し指を入れて（図6），先端をコントロールしながら挿入すれば，多くは問題なく挿入できます（p41，人差し指挿入法：PART I §4-2参照）．

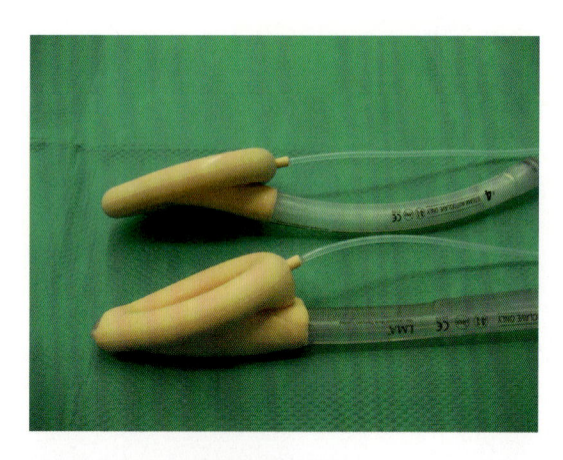

図3　クラシックとプロシール
　　　マスク背面の形状の違いに注目

図4　プロシールに装備されたドレーンチューブ

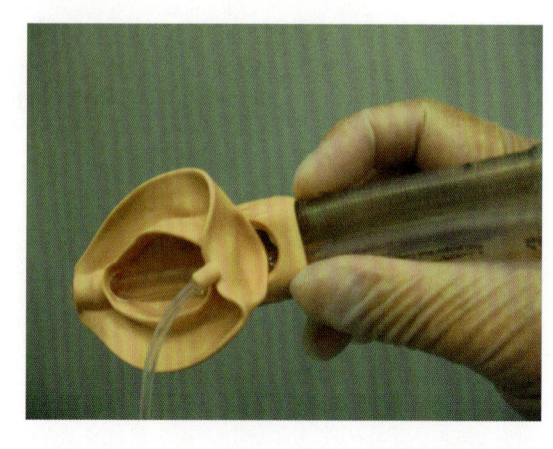

図5　プロシールマスクとチューブの接続部ポケット

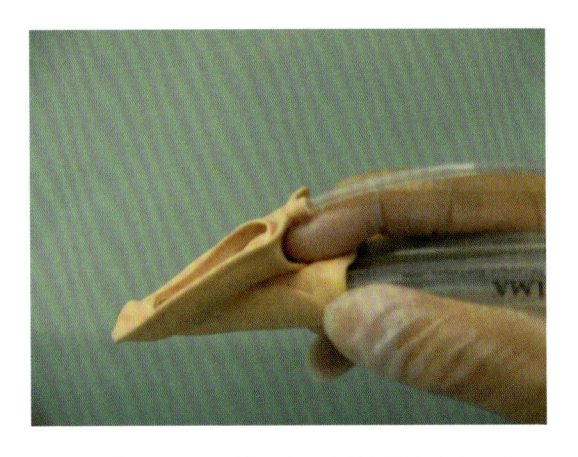

図6 プロシールの持ち方：人差し指を入れてしっかり保持します

> **memo レミフェンタニルとLMA**
> レミフェンタニル（アルチバ®）は呼吸抑制作用が強いので，術中，自発呼吸を促そうと全身麻酔薬（プロポフォールやセボフルラン）の濃度を下げたりレミフェンタニルの維持量を極端に下げたりすると麻酔や鎮痛が浅くなり，声門閉鎖や喉頭痙攣などの気道トラブルを起こすことがあります．レミフェンタニルは適切に（0.2〜0.5μg/kg/分）用いて鎮痛をはかる，呼吸は人工呼吸下に，必要なら少量の筋弛緩薬（ベクロニウム1〜2 mgまたはロクロニウム10 mgずつ）を併用しながら管理する方法もあります．LMAとレミフェンタニルの組合わせでは，陽圧換気でも換気ガス漏れが少ないプロシールの方が適しているといえます．

5 プロシール挿入の変法：ブジー法[3]

　プロシールのドレーンチューブが食道入口部に入れば正く挿入されています．このことを利用してガムエラスティックブジー（ブジー）や胃管をガイドに挿入する方法があります．

　あらかじめドレーンチューブにブジー（または胃管）を挿入します（図7）．その状態でブジー（または胃管）を食道に挿入し，それをガイドにプロシールを人差し指挿入法と同じように進めます．カフ先端が抵抗なく食道入口部に誘導できます．プロシールが進まなくなるまで挿入してカフを膨らませます．その後にブジー（または胃管）を抜去します．このブジー法に喉頭鏡を併用すれば喉頭蓋の折れ曲がりも防げますが，多くは頭部後屈や下顎挙上の併用で十分です．

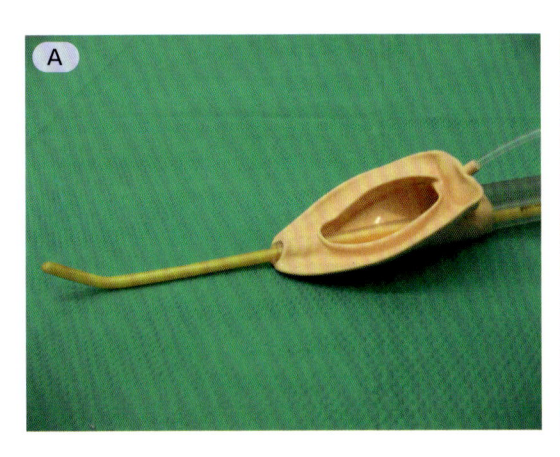

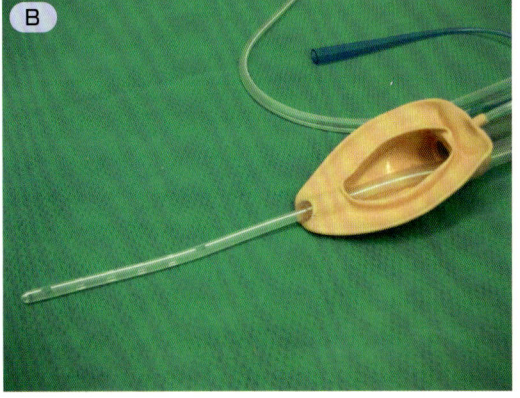

図7 プロシール挿入の変法
A) ブジー法，B) 胃管法

6 麻酔維持中の換気ガス漏れ

　術中，自発呼吸下または人工呼吸下に換気が安定していても途中で換気ガス漏れが起こったり換気不良となる場合があります．原因と解決法を示します（表）[4]．

表 換気ガス漏れの原因とその解決法

原因	解決法
1．不十分な麻酔深度 ・声門閉鎖 ・低い肺コンプライアンス	1．麻酔を深くする
2．マスクの位置異常 ・回転 ・カフの過膨張 ・カフ背面への折れ曲がり	2．LMAの位置を確認する ・必要なら再挿入
3．高い気道内圧	3．気道内圧を軽減する ・一回換気量を減らす ・吸気流量を小さくする ・筋弛緩薬を用いる ・気管支攣縮があれば解除する

memo クラシックを使うときは，エアウェイチューブの黒いラインが常に頭側に位置していること（図8）を確認する"癖"をつけましょう．

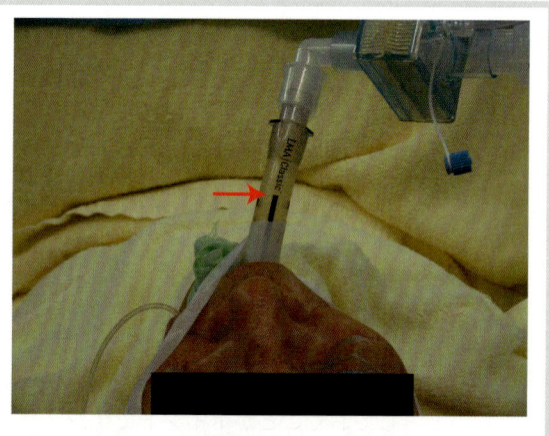

図8 クラシックの黒ライン →　は常に頭側に位置していること

7　換気ガス漏れのときに誤解されやすいこと

　換気ガス漏れが生じたときの誤った対処として，カフに空気を追加して換気ガス漏れを抑えようと考えがちです．しかし，改善することはまれです．せっかくのやわらかいカフが過緊張し，喉頭周囲の形状になじみにくくなり，逆に換気ガス漏れが増えることになります（p34，PART I §3-4参照）．換気ガス漏れが起こり始めたら，位置異常なのか声門閉鎖や息こらえなのかを区別する必要があります．ファイバースコープがすぐに使える状況であればマスク開口部と喉頭との位置関係を確認しましょう．

ポイント
- 局所麻酔併用時（亜酸化窒素なし）のセボフルラン濃度は2％を目安に維持します
- BISモニター（BIS値40〜60）があればなお安心です
- 麻酔維持中の換気ガス漏れにも気をつけましょう

参考文献

1) 浅井　隆：適切な麻酔が必要．「どこまでできるかラリンジアルマスク」（安本和正，浅井　隆 編），p15-25，克誠堂，2007
2) Smith, I. & Thwaites, A. Target-controlled propofol vs. sevoflurane：a double-blind, randomized comparison in day-case anaesthesia. Anaesthesia, 54：745-752, 1999
3) 狩谷伸享，浅井　隆：挿入のコツ．「どこまでできるかラリンジアルマスク」（安本和正，浅井　隆 編），p27-41，克誠堂，2007
4) Brimacombe, J., et al.：The laryngeal mask airway. "A review and practical guide.", W.B. Saunders, 1997

PART II 実践編

§1 全身麻酔での使用法

1-5 麻酔からの回復

古賀和徳

> * 術後鎮痛が十分だと，咳反射のない穏やかな覚醒など，ラリンジアルマスク（以下，LMA）を用いたときの麻酔からの回復には気管挿管にはないよさがあります．これは，気管チューブよりも気道に対する刺激が少ないためです．麻酔から回復させるときの注意点やLMA抜去の手順について確認しましょう．

1 LMA抜去のタイミング：覚醒してから？ まだ麻酔が深いうち？

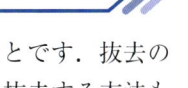

LMA抜去のタイミングで最大の注意点は，**半覚醒の状態で抜去してはいけない**，ということです．抜去の刺激が原因で咳反射，息こらえ，喉頭痙攣などを起こすことがあります．麻酔が深いうちに抜去する方法もありますが勧められません．呼名に応じる程度に覚醒するまでひたすら"待つ"ことを基本にしましょう．

2 推奨される抜去法

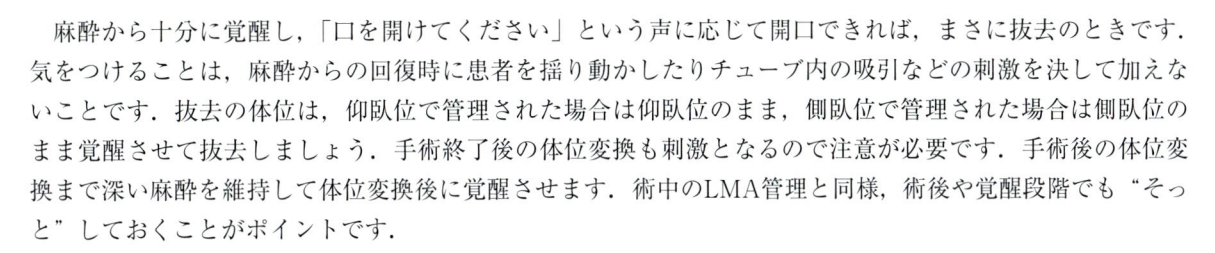

麻酔から十分に覚醒し，「口を開けてください」という声に応じて開口できれば，まさに抜去のときです．気をつけることは，麻酔からの回復時に患者を揺り動かしたりチューブ内の吸引などの刺激を決して加えないことです．抜去の体位は，仰臥位で管理された場合は仰臥位のまま，側臥位で管理された場合は側臥位のまま覚醒させて抜去しましょう．手術終了後の体位変換も刺激となるので注意が必要です．手術後の体位変換まで深い麻酔を維持して体位変換後に覚醒させます．術中のLMA管理と同様，術後や覚醒段階でも"そっと"しておくことがポイントです．

3 麻酔からの回復での注意点

・患者を手術台から移したり体位を変えたりするときはまだ深い麻酔を維持しておきます．
・覚醒のために麻酔薬の投与を終了したら，患者を刺激してはいけません．喉頭痙攣の誘引になります．
・嚥下運動は反射機能の回復が間近であることを示す徴候です．嚥下運動がみられたら固定テープをそっと剥がします．
・不穏や咳嗽は必ずしも抜去の指標とはなりません．麻酔からの覚醒途中ならもう少し待つ必要があります．
・LMA抜去直前までカフを脱気してはいけません．嚥下・咳嗽反射の回復期に脱気されて咽頭上部からの分泌物が喉頭に流れ込めば，喉頭痙攣を誘発する可能性があるからです（p35，PART I §3-4参照）．
・指示に従って開口できるようになれば呼吸回路の接続をはずし，脱気してLMAを抜去します．挿管チューブの抜管で行うように陽圧をかける必要はありません．
・LMA抜去前に咽頭の吸引を行う必要はありません．口腔内の吸引は抜去後に行います．

4 LMA抜去の手順のまとめ

LMA抜去の手順を図1にまとめます．

1）刺激せずに待つ（図1A）
2）固定テープをそっと剥がす（図1B）
3）開口できればカフを脱気して抜去（図1C）
4）抜去後，必要なら口腔内吸引（図1D）
5）抜去後はしばらく酸素投与（図1E）

II §1-5 麻酔からの回復

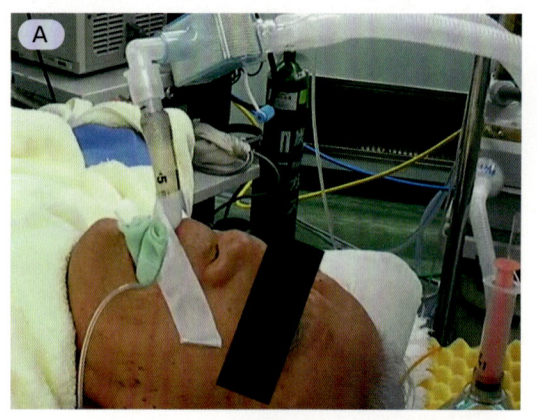

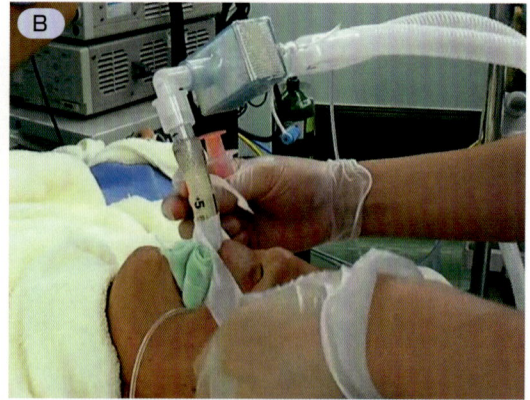

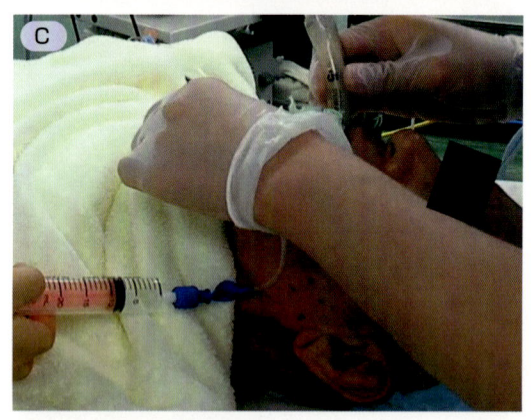

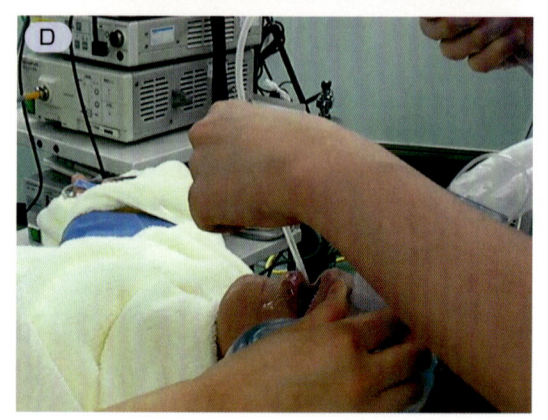

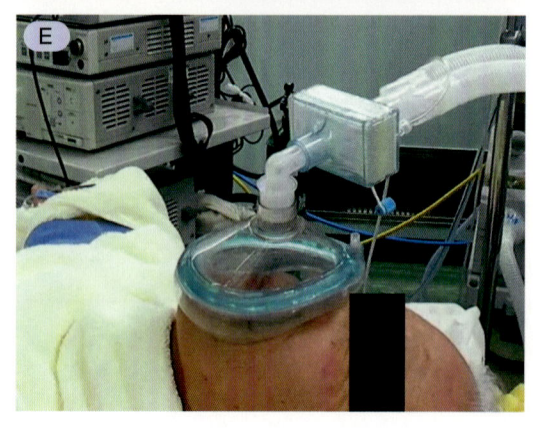

図1　LMA抜去の手順
A）刺激せずに待つ
B）固定テープをそっと剥がす
C）カフを脱気して抜去
D）必要なら口腔内吸引
E）しばらく酸素投与

> **memo　浅い麻酔と有害反射**
> 浅い麻酔のときは，わずかな刺激でもさまざまな反射（息こらえ，喉頭痙攣，咳，嘔吐）が起きやすい状態です．本来，これらの反射は，人体を異物から守るためのものです．しかし，浅い麻酔中では，効果が不十分だったり，意識がないことも加わり，有害な反射になってしまいます．深い麻酔にすれば反射自体が抑制されます．このため，浅い麻酔になりやすい麻酔導入時と覚醒時には十分な注意が必要です．

> **ポイント**
> ・麻酔から覚醒するまで刺激を与えないように注意します
> ・呼名に応じるようになってから抜去しましょう

2-1 救急医療での使用法

佐藤 仁，中村京太

* ラリンジアルマスクは，有効な気道確保手段の1つとして，全身麻酔のみならず，広く救急現場でも使用されています．ラリンジアルマスクの使用法に習熟することは，救急の現場で気道確保を必要とする場面でも大きな武器となるでしょう．しかし，ラリンジアルマスクは，その特徴をよく理解していないと，思わぬ落とし穴に遭遇する可能性もあります．ここでは，ラリンジアルマスクの特徴をふまえ，救急現場ではどのような場面でラリンジアルマスクが有効なのか，また注意すべき点について考えてみましょう．

1 気管挿管は万能ですか？

気道確保といえば，まず思いうかぶのは気管挿管ですね．実際，最も確実な気道確保の方法ですが，ラリンジアルマスク（以下，LMA）が気管挿管に比べて優れている点はあるでしょうか？

どうですか？ 喉頭鏡がなくてもLMAは使えますよね．例えば，災害時，電池が確保できない場合などもLMAなら使えそうですね！

救急現場では時にLMAは気管挿管以上の力を発揮することができます．

そのような場面をいくつか考えてみましょう．

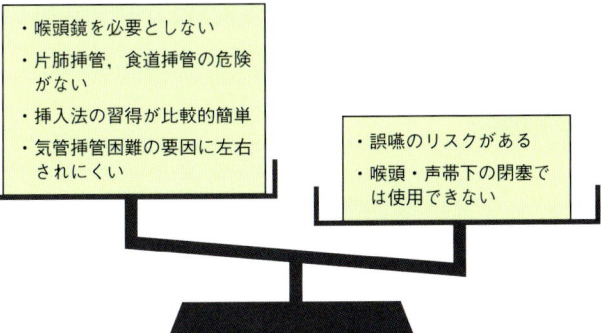

利点
- 喉頭鏡を必要としない
- 片肺挿管，食道挿管の危険がない
- 挿入法の習得が比較的簡単
- 気管挿管困難の要因に左右されにくい

欠点
- 誤嚥のリスクがある
- 喉頭・声帯下の閉塞では使用できない

図1　LMAの利点と欠点

2 救急現場　その1：心肺蘇生

あなたは，救急救命士として心肺停止の80歳女性の心肺蘇生を開始しました．女性はやせて頬がこけており，バックバルブマスクによる人工呼吸がうまく行えません．さて，どうしますか？

まず，あなたが気管挿管の可能な救命士であれば，気管挿管を行うのは有効でしょう．しかし，あなたが気管挿管の実習を受けていなければどうしますか？二人法でバックバルブマスクを行う？それもよいですが，LMAはどうですか？このような場面では大変有用な方法です．以下に，横浜市安全管理局でのLMAの使用状況を示します（表）．

表　器具による気道確保数（横浜市安全管理局の協力による）

平成15年	心肺停止患者（CPA）搬送数	2,588
	器具による気道確保	1,635
	LMA	1,476
	食道閉鎖式	159
平成16年	CPA搬送数	2,636
	器具による気道確保	1,731
	LMA	1,587
	食道閉鎖式	144

LTはラリンジアルチューブ（Laryngeal Tube）のことですが，現在の救急救命士の気道確保手段の中心となっています．これについては後述します．LTが導入されるまではLMAは，救急救命士の器具による気道確保の主役でした．

救急救命士はこのように，LMAを常に携行しています（図2，図3）．気管挿管の実習を受けた救命士はまだまだ少数派であり，LMAは救急現場で最も使用される気道確保手段の1つとなっています．

平成17年	CPA搬送数		2,977
	器具による気道確保		1,895
		LMA	1,542
		食道閉鎖式（12月からLT導入）	353

平成18年	CPA搬送数		3,008
	器具による気道確保		2,135
		LMA	209
		食道閉鎖式	1,905
		気管挿管	21

図2　救急救命士が持ち運ぶ器具
中央にLMAが見える（横浜市安全管理局の協力による）

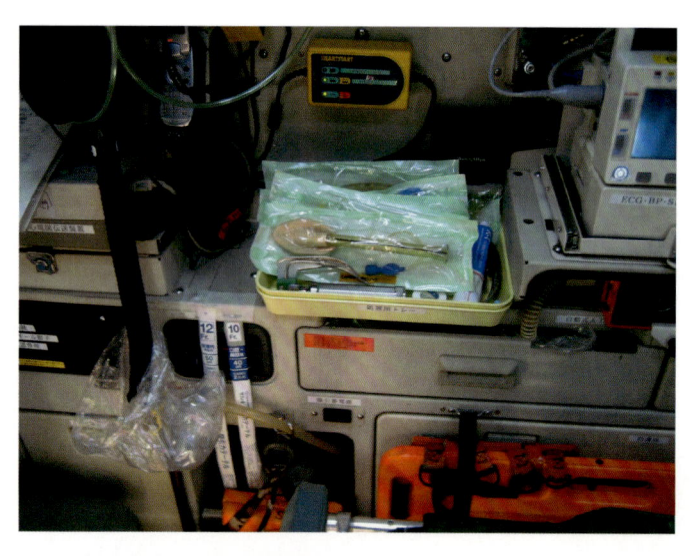

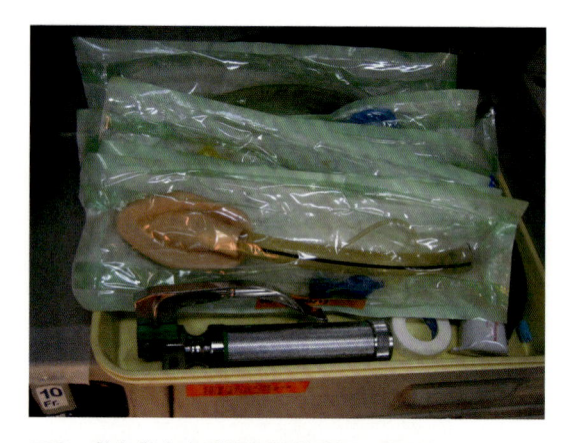

図3　救急救命士が使う気道確保の器具
（横浜市安全管理局の協力による）

> **ポイント**　LMAは，バックバルブマスクが困難な状況でも確実な気道確保に役立ちます

3　救急現場　その2：肥満にみる気道確保困難

後期研修医であるあなたは，病棟からのコールで急変した患者のベッドサイドへ駆けつけました．患者は極度の肥満があり，意識障害のためいびき様の上気道閉塞症状とチアノーゼがあります．さて，どうしますか？

まず，人を呼びますか？看護師が救急カートとモニターと除細動器を持ってきてくれましたよ！でも，今回は脈はあります．血圧もむしろ高めです．しかし，SpO_2が88％で著明なチアノーゼです．

あなたは，バックバルブマスクによる人工呼吸を開始しましたが，肥満のためうまく気道確保が行えません．極度の肥満患者に気管挿管を行う自信はとうていありません．困り果ててあたりを見回すと，救急カート内にあるものを見つけました．そう，数カ月前に麻酔科研修で使っていたLMAです．使用法は何度も習って記憶しています．あなたは思い切って患者の口腔にLMAを挿入してみました．すると，それまであれほど苦しそうに努力呼吸を繰り返していた患者の呼吸が急に規則正しく安定してきました．アンビューバックを通して酸素も投与するとSpO_2も96％まで回復してきました．

ここでのポイントは，さきほどLMAの利点として挙げた項目の1つのである，"挿管困難の要因に左右されにくい"という点です（図1）．

ここで，挿管困難の要因について考えましょう．
① 開口不能
② 頸椎可動域制限
③ 下顎後退（小顎）
④ 巨舌
⑤ 門歯の突出
⑥ 短く筋肉質な首まわり
⑦ 極度の肥満

> **ポイント** LMAは，気管挿管困難の要因に左右されにくいので，気管挿管不可能あるいは困難な場合に，一時的でも気道確保が可能な場合があります

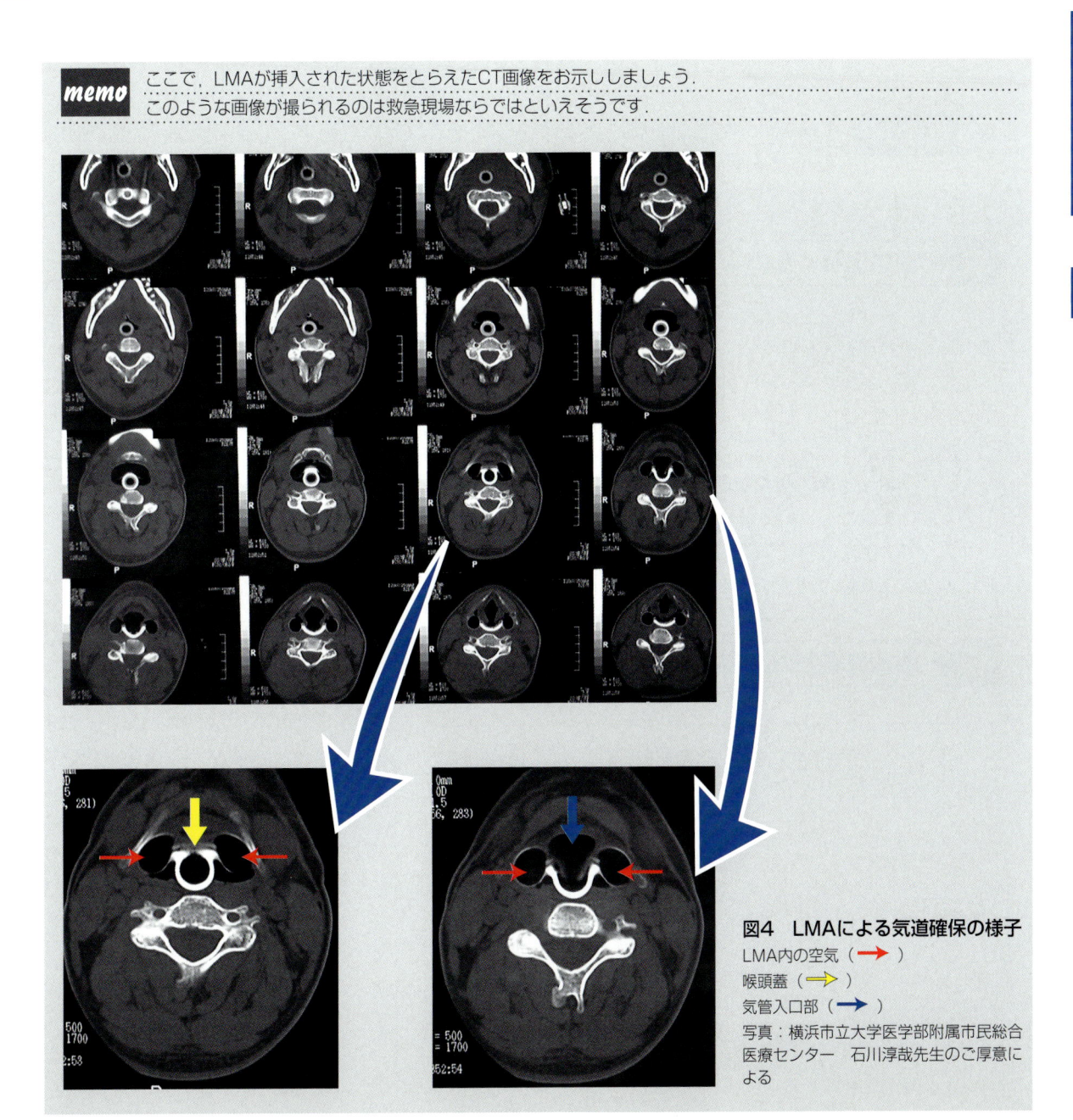

memo ここで，LMAが挿入された状態をとらえたCT画像をお示ししましょう．
このような画像が撮られるのは救急現場ならではといえそうです．

図4 LMAによる気道確保の様子
LMA内の空気（→）
喉頭蓋（→）
気管入口部（→）
写真：横浜市立大学医学部附属市民総合医療センター 石川淳哉先生のご厚意による

4 救急現場　その3：小児の気道確保困難

　救急外来で当直をしていたベテラン医師のあなたは，交通外傷による意識障害のある3歳の男児を受け入れました．救急外来にはあなた以外に研修医しか医師はいません．患児はショック状態で呼吸数が毎分4回程度であり人工呼吸が必要です．救急隊の報告によると，患児はTreacher-Collins症候群と診断されているとのことです．バックバルブマスクによる人工呼吸はベテランのあなたなら何とか可能でしたが，研修医には無理でした．あなたは血管の確保やショックの原因検索などを進める必要があり，バックバルブマスクに専念するわけにもいきません．さてどうしましょう？

　Treacher-Collins症候群は，小顎をはじめとしてその特徴的な顔貌から，きわめて気管挿管が困難とされる疾患です．この場合，バックバルブマスクはベテラン医師なら可能とのことですが，マンパワーの少ない夜間など，重症患者の治療では確実に気道確保したうえでさらに初療を進めていく必要があります．この症例も，気管挿管が可能ならそれでいいのですが，Treacher-Collins症候群の患児には，ベテラン医師でも気管挿管がきわめて困難な場合が少なくありません．そこで，LMAが登場します．この本を読み進めてきた皆さんには，LMAが豊富なサイズラインナップを誇っていることはもうご存知でしょう．小児から成人まで幅広く対応可能な点もLMAの利点の1つなのです．

> **ポイント**　LMAは，小児から成人まで適切なサイズ選択が可能です．小児救急患者にも対応することができます

5 救急現場　その4：開口障害による気道確保困難

　あなたは集中治療室に勤務しています．現在，顔面熱傷を伴う重度の全身熱傷患者の治療を担当しています．治療の甲斐あり，患者は人工呼吸から離脱し快方へ向かっていますが，全身のガーゼ処置の際に強い疼痛があるため，呼吸抑制の強い鎮痛薬を相当量使用しなければなりませんでした．顔面熱傷による拘縮のため開口はほとんどできません．どうしますか？

　これは救急現場とは少し違いますが，集中治療の現場でも，例えばこのような症例でLMAが有効だったとの文献による報告があります．集中治療の現場では，人工呼吸は長期にわたることも多く，気管挿管が基本ですが，このように一時的な鎮静を必要とする症例に有用かもしれません．
　この際，胃内容が空である，つまりフルストマックでないことが基本となります．

6 救急現場でのLMAの役割

　救急現場でLMAが活躍するのは，今まで考えてきたとおり気管挿管困難に対して一時的な補助手段としてです．また，LMA（ファストラック）は，PARTⅢ§1-1（p84）にも取り上げられているように，気管挿管のための導管としても使用できるため，LMAが挿入できれば，気管挿管へと移行することも可能なのです．
　救急現場でのLMAの役割を図5にまとめてみましょう．

　ここまで，LMAの有効性をみてきたわけですが，PARTⅡ§1-1に解説されているようにLMAの欠点についても忘れないでください．

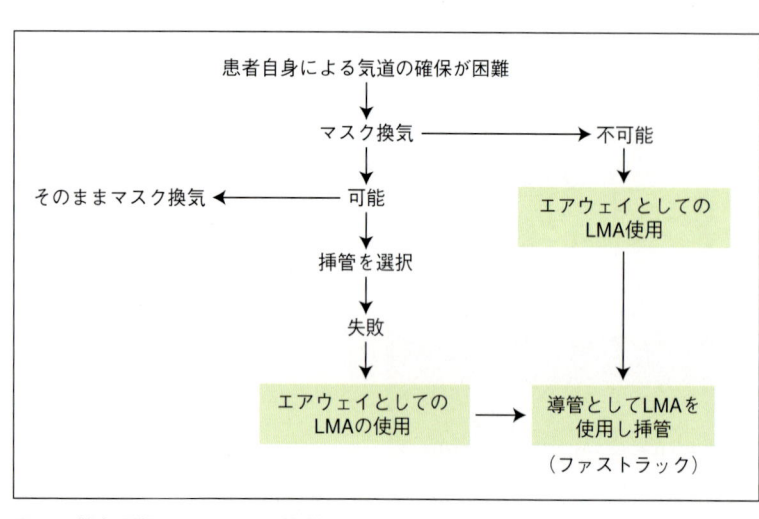

図5　救急現場でのLMAの役割

すなわち，胃内容物が存在し嘔吐から誤嚥の危険性がある場合，喉頭よりも中枢に気道閉塞の原因がある場合などでは基本的に禁忌です．しかし，誤嚥の危険性よりも気道確保のメリットが大きい場合は，使用が認められる場合もあります．

> **memo** 現在，救急救命士が多用する気道確保手段としてラリンジアルチューブ（以下，LT）があります．LMAとは似て非なるものですがここで取りあげてみます．
>
> LTは，容易に，スピーディーに留置できるよう開発された食道閉鎖式のエアウェイです．
> このデバイスは，患者に盲目的に挿入することができる点でLMAと類似しています．
> ～挿入法（図6）～
> ① カフから完全に空気を抜き，カフに潤滑剤を塗布します．
> ② ティースマーク付近をペンを持つように保持します．
> ③ 頸部は伸展させても自然体（正中位）でもかまいませんが，伸展させたほうが挿入は容易です．
> ④ 硬口蓋にチューブ先端を沿わせて挿入します．ティースマーク位置に門歯がくる位置で留めます．
> ⑤ カフプレッシャーゲージで60/70 cmH$_2$Oまで空気を注入します．
> 1つのインフレーションラインから両方のカフにインフレートされます．
> 側面からみたX線写真（図7）をみるとわかるように，2つのカフ（→）に挟まれた部分に喉頭の正面が位置し，換気が可能となるよう設計されています．
>
> サイズも新生児から成人まで使用できる種類がそろっています．
> サイズ0　新生児 6 kgまで
> サイズ1　幼児6～15 kg
> サイズ2　小児15～30 kg
> サイズ3　小児，成人（小）155 cm未満
> サイズ4　成人（中）155～180 cm未満
> サイズ5　成人（大）180 cm以上
>
> 誤嚥は防げない，盲目的に挿入するので位置の調整がときに困難である，換気ガス漏れが多いなどの欠点があります．

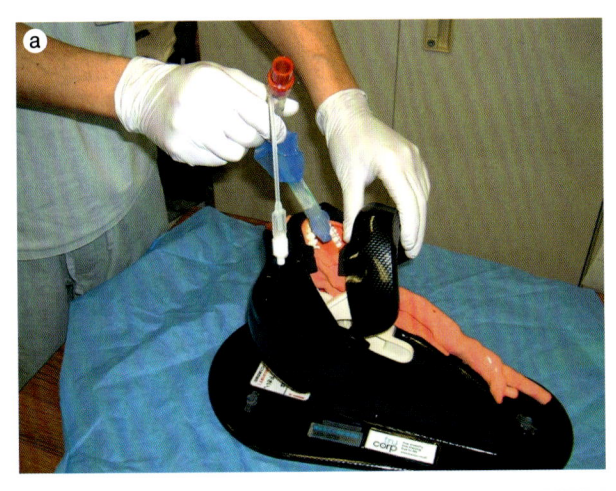

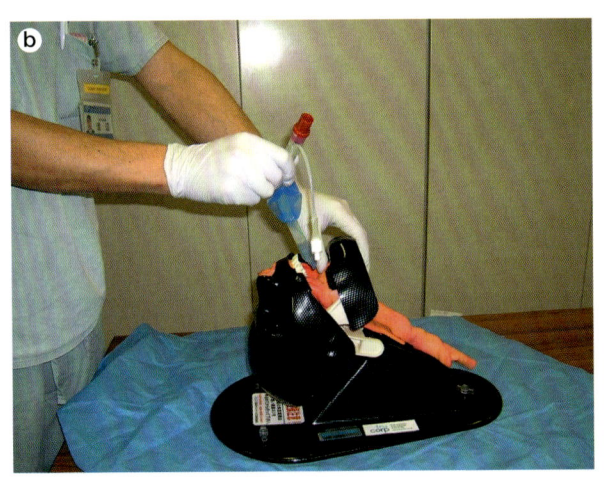

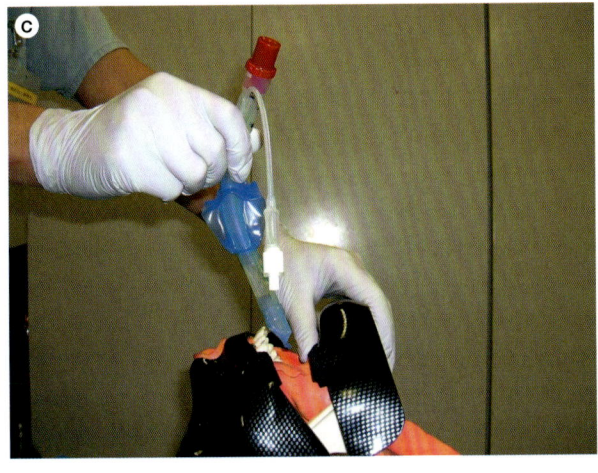

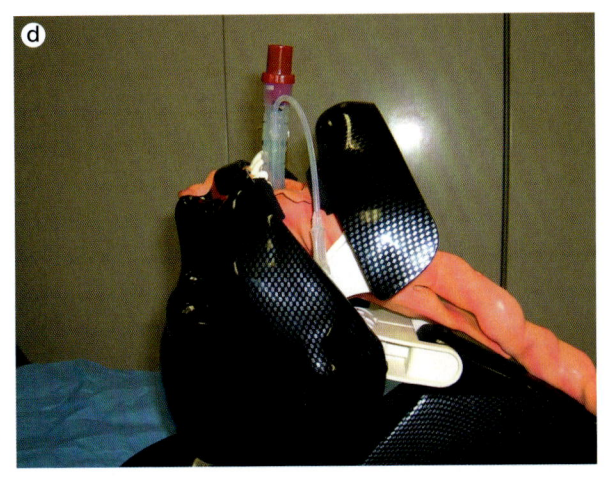

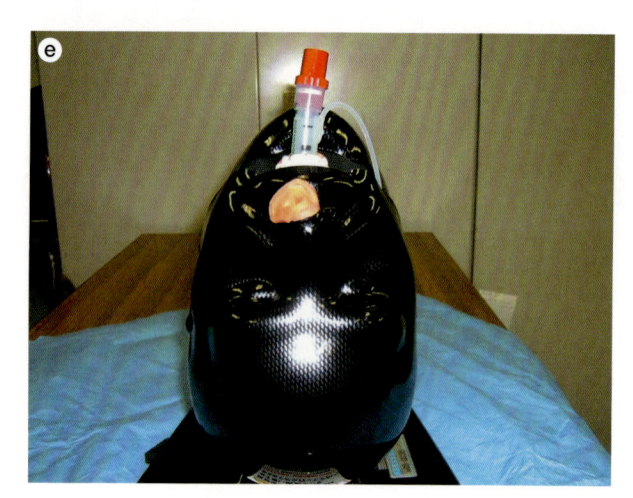

図6 LT挿入の実際
a) カフから完全に空気を抜き潤滑剤を塗布します．咽頭カフ上部のティースマーク付近をペンで持つように保持します．頸部は進展させた状態か，自然体にします
b) 硬口蓋にチューブ先端を沿わせて挿入します
c) そのまま，さらにチューブを進めます
d) LT挿入後カフプレッシャーゲージで60/70 cmH₂Oまで空気を注入します
e) ティースマークが門歯付近にくる位置まで挿入します

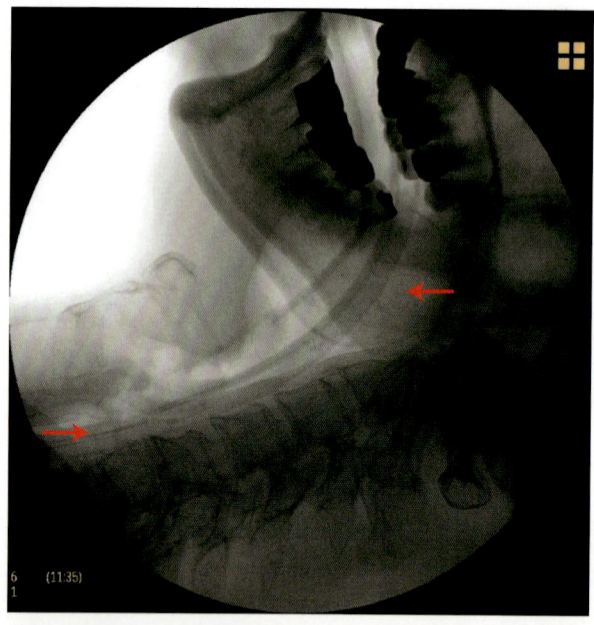

図7 側面からのX線写真

PART II 実践編　　§3　ラリンジアルマスクの合併症とその予防法を理解しよう

3-1 ラリンジアルマスクの合併症とその予防法を理解しよう

中澤弘一

> *ラリンジアルマスク（以下，LMA）は気管挿管と比較して侵襲が少ない気道確保法であり，短時間の全身麻酔や一時的な気道確保に用いられます．しかし，侵襲が少なければ合併症のリスクが少ないとは限りません．LMAを安全に用いるには，豊富な経験を積みながらLMAによる気道確保の限界やコツを理解する必要があります．

1　LMAの合併症を大まかに理解しよう

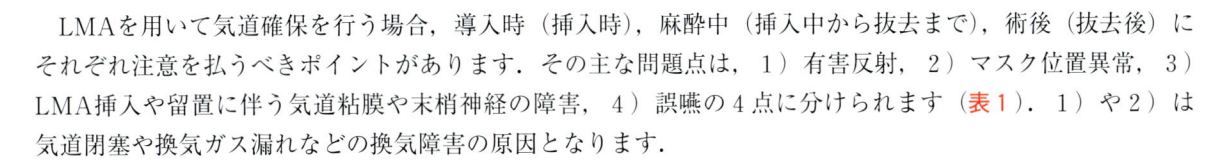

　LMAを用いて気道確保を行う場合，導入時（挿入時），麻酔中（挿入中から抜去まで），術後（抜去後）にそれぞれ注意を払うべきポイントがあります．その主な問題点は，1）有害反射，2）マスク位置異常，3）LMA挿入や留置に伴う気道粘膜や末梢神経の障害，4）誤嚥の4点に分けられます（表1）．1）や2）は気道閉塞や換気ガス漏れなどの換気障害の原因となります．

表1　LMA使用時の合併症とその対策

	導入時	麻酔中	術後	対策
1）有害反射	◎	◎		十分な麻酔，筋弛緩薬
2）マスク位置異常	◎	○		挿入時に診断し，修正しておく 適切なサイズの選択
3）気道粘膜と末梢神経の障害	△	△	◎	カフ圧の管理 円滑な挿入
4）誤嚥	◎	◎	○	ハイリスクな症例での使用を避ける 高気道内圧を避ける 胃管の挿入（プロシールのみ）

◎は特に注意して予防監視する．○は注意して監視する．△はその時点ではあまり問題にならない

　これらの合併症については気管挿管のとき以上に神経を使いますが，注意を払えばある程度防止することができます．例えば，有害反射はLMAの挿入あるいは手術侵襲に対して必要十分な麻酔深度を保てば防げます．また，位置異常はいくつかの徴候から診断し，修正することができます．そして，愛護的な挿入とカフ圧の綿密な管理を心掛ければ粘膜や神経の障害の多くは防げると思われます．ただし，逆流や嘔吐による誤嚥には挿入時から抜去後を通じて常に注意を払っておく必要があり，リスクがある症例ではLMAの適用を避けるべきです．LMAでは気管挿管とは異なり，確実に気管までの気道確保を行っているのではありませんから，よい意味でも悪い意味でもそのことを十分に認識したうえで管理を行えば，患者さんにとって優しい気道確保の手段といえます．

2　LMA挿入時の有害反射：安全な麻酔導入を行うために

　LMAの挿入は気管挿管に比べれば侵襲が少なく，筋弛緩薬を用いずに挿入することも可能です．しかし，筋弛緩薬を用いない場合には，より深い麻酔深度で行わないと，さまざまな有害反射を引き起こし，気道確保の妨げになることすらあります（表2）．
　プロポフォールはLMA挿入に適した麻酔薬といわれていますが，それはかつて導入薬に使用されていたチオペンタールと比較した場合のことで[1]，**挿入にあまり慣れていない人がプロポフォール単独で挿入しようとするのは無理があります**．初心者でも安全に筋弛緩薬を使用せずにLMAを挿入するにはひと工夫が必要です．

表2　LMA挿入時の有害反射

1）体動
2）Biting（歯を嚙みしめ，LMA挿入を妨げたり，LMAのチューブを閉塞する）
3）喉頭反射（喉頭痙攣，咳そう反射）
4）息こらえ（呼息位のまま声門を閉じてしまう現象）
5）咽頭反射（むせ，または，嘔吐）

> **ポイント**
> ◆ プロポフォール2～3 mg/kgで筋弛緩薬を使用せずにLMAを挿入する方法
> ・フェンタニル50～100μgの前投与
> ・ミダゾラム2～3 mgの前投与
> ・入眠後，亜酸化窒素と3～4%セボフルランで2～3分マスク換気
> ・リドカインの咽頭噴霧または1.5 mg/kg静注

　フェンタニルやミダゾラムの前投与は，投与してから5分程度おいて十分な効果発現を待たなければその恩恵はありません．また，プロシールは陽圧呼吸に適しているので，2～4 mgの少量のベクロニウム（筋弛緩薬）を用いて挿入するのもよいかもしれません．時間の経過とともに筋弛緩薬の効果は消失しますので，始めは人工呼吸器で陽圧呼吸とし，自発呼吸が出現したら補助呼吸や自発呼吸に移行させればよいわけです．

　筋弛緩薬を少量使用するメリットとして，有害反射を抑える以外に，LMA挿入直後の気道閉塞の鑑別に役立つことがあげられます（表3）．筋弛緩下では体動はもちろんのこと，喉頭痙攣や息こらえも抑えられますので，気道閉塞をきたした場合にはLMAの位置異常を第一に疑うことができます．逆に筋弛緩薬を使用していないと有害反射による気道閉塞か，位置異常による気道閉塞かの鑑別が難しくなります．この場合，プロポフォールを追加投与して麻酔を深めて，換気できれば有害反射による気道閉塞と診断できます．換気できない場合，LMAをすみやかに入れ換える（抜去してまずマスク換気を行う）べきです．このようなアクシデントに時間的猶予をもって対応できるよう**LMA挿入時には気管挿管時と同様に十分な酸素化を行っておくことが重要**です．

表3　LMA挿入に少量の筋弛緩薬を使用する利点

1）有害反射を軽減あるいは防止する
2）麻酔薬を減量できる
3）換気障害時に位置異常と気道の有害反射を区別できる

3　マスクの位置異常：その診断法と対処法

　マスクの位置異常には，図1に示すようなものが知られています．マスクの位置が不適切であると，①気道の有害反射を誘発，②換気異常（換気ガス漏れと気道閉塞），③胃膨満と胃内容逆流の際の誤嚥促進など，さまざまなトラブルを招く原因になるので，挿入時には位置異常を多くの所見から否定する必要があります．
　プロシールではバイトブロックの位置，換気の状態，ドレーンチューブからの換気ガス漏れ，胃管の挿入の可否などを総合的に評価すると位置異常を診断しやすいのでこれらをチェックするようにしましょう．

1）バイトブロックの位置

　挿入後のカフに空気を入れた際にバイトブロックが門歯の位置にあるかは（口からはみ出ていないか），適切な深さを見極める重要な指標になります．浅いと気道閉塞も換気ガス漏れもどちらも起こりえます（図1B）．

2）胃管挿入の可否

　プロシールはクラシックよりもマスクが柔らかいので，無理に挿入すると折れ曲がることがあります（図1C）．人差し指を十分に口蓋に押しつけながら正中から挿入する標準的方法が最もスムーズな挿入法です．

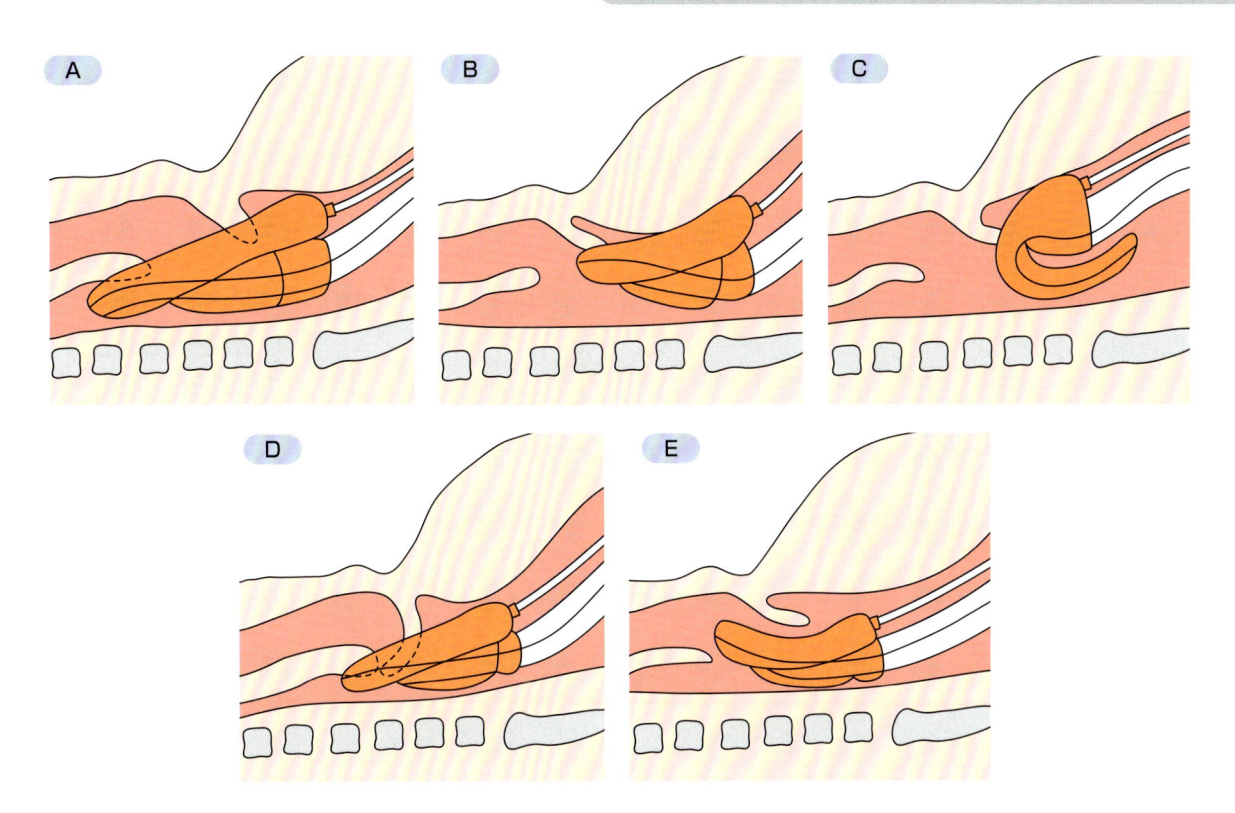

図1　プロシールの適正な挿入位置とさまざまな位置異常のパターン
A：適正な挿入位置．B：位置が浅い．C：カフの背面への折れ曲がり．D：喉頭蓋の折れ曲がり（喉頭蓋が声門部を塞ぐ）．E：カフ先端が声門へ

しかし，挿入が難しいなら口角から挿入したり（傍正中法：lateral approach，p53，PART I §4-7参照），カフの背面に左手人差し指を添えて折れ曲がらないよう挿入する，専用イントロデューサーを使用する，といった方法もあります．またスムースに挿入が行われたとしても胃管をドレーンチューブから挿入できない場合にはカフの背面への折れ曲がりも疑うべきです（p52，PART I §4-6参照）．換気ができても折れ曲がりを放置すると胃内容の逆流から誤嚥が起こることもあります．

3）換気の状態

喉頭蓋の折れ曲がり（図1 D）は気道閉塞の原因の1つになります．これを少しでも防ぐためには，挿入前の準備ではカフにしわを作らないよう脱気させておくべきです．挿入時に，介助者に下顎の挙上を促してもらうのもよいと思われます．挿入後に喉頭蓋の折れ曲がりが疑われる場合には，下顎を持ち上げると換気の状態が改善することがあります．

カフの先端が声門に迷入すると，気道閉塞を起こし，麻酔が浅いと咳反射を誘発するので危険です（図1 E）．

4）ドレーンチューブからの換気ガス漏れ

マスクの位置が適正でない場合の他の所見として，ドレナージチューブにゼリーをつけて胸骨頸切痕を圧迫してみると圧迫に一致したゼリーの動きが観察できないことや（タップテスト陰性），気道内に陽圧をかけるとゼリーが噴き出てくることも参考になります．

プロシールをうまく挿入できない，換気ができないといった場合の対処法を図2にまとめます．どうしてもうまく挿入できない場合は，ガムエラスティックブジーを用いる挿入法があります（図3）．喉頭展開してガムエラスティックブジーを食道内に挿入し，これをガイドにカフを挿入します．カフ先端は食道入口部に誘導して適正な位置に挿入でき，胃管も留置しやすくなります．ただし，**ガムエラスティックブジーはリユーザブルの柔らかいものを用いて先端がまっすぐな方を食道に挿入し，食道を傷つけないよう注意する必要があります**（p54，PART I §4-7参照）．

4　胃内容逆流，嘔吐：誤嚥を食い止める

LMAを用いて全身麻酔を行った11,910例に対する後ろ向き調査では，逆流が4例（0.03%），嘔吐が2例（0.017%）に認められ，誤嚥に至ったのは1例（0.009%）のみでした[3]．また同じ研究者によるメタアナリ

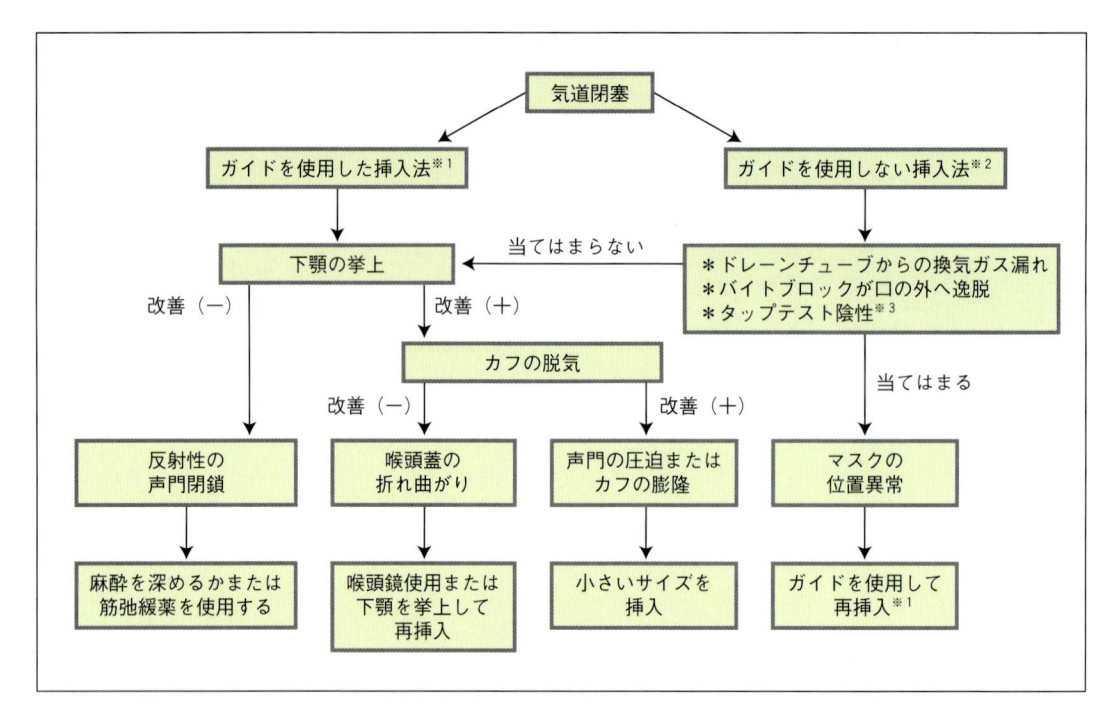

図2 プロシールで遭遇した気道閉塞時の対応法のアルゴリズム（文献2より改変）
※1．GEB：ガムエラスティックブジーをガイドにした挿入
※2．標準的挿入法またはイントロデューサー使用による挿入法
※3．ドレナージチューブ近位につけたゼリーが胸骨頸切痕を圧迫しても動かない

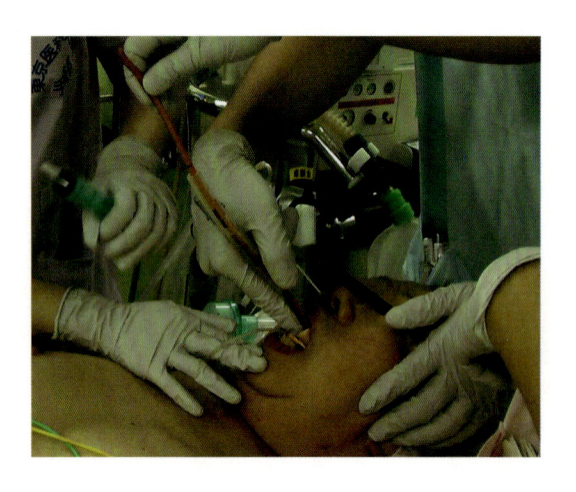

図3 ガムエラスティックブジーをガイドにしたプロシールの挿入
ガムエラスティックブジーは喉頭鏡を用いて，食道に挿入しておく．食道を必ずしも確認できなくても咽頭の左側から後壁に這わせるように挿入するのがコツ．気管に挿入してはならない

シスでもLMA使用時の誤嚥の頻度は0.02％であり[4]，臨床的に問題と考えられる誤嚥の報告は気管挿管と比較しても多いわけではありません．しかし，程度の軽いものまで含めると胃内容の逆流はかなり高頻度に認められ，砕石位や頭低位ではさらに逆流の危険性が高くなると考えられます．重篤な肺炎から，死亡に至ったとの報告も散見されます[3]．しかし死亡例では，表4にある因子のいずれかが該当しているのでそれらの因子がある場合には特に注意が必要です．患者側に胃内容逆流の素因があるとか，手術を頭低位で行う予定の場合には使用を控えるべきです．ただし，これらの素因があっても緊急の気道確保のメリットが大きい場合は使用も可能です．

表4 LMA管理下での胃内容逆流，嘔吐のリスク因子

患者側の要因	管理側の要因
・フルストマック ・上部消化管の異常： 　消化管狭窄，胃の手術歴 　逆流性食道炎，食道裂孔ヘルニア ・妊婦，肥満 ・糖尿病	・LMAの入れ直し ・浅い麻酔 ・陽圧換気（胃の膨満） ・砕石位，頭低位

プロシールは適正な位置に留置されれば胃内容の逆流にも強く，胃管を挿入して胃内容を吸引しておけば安心です．しかし，浅い麻酔での挿入や麻酔覚醒時には注意が必要です．

LMA挿入中に胃内容の逆流や嘔吐を認めた場合の対処法はケースバイケースです．重要なことは逆流や嘔吐を起こしてしまったら，誤嚥への移行を最小限に食い止めることです．逆流物の気管への侵入を阻止するために頭低位をとるかどうかは，逆流を促してしまう可能性もあるので，一概にはいえません．最終的には気管挿管し，気道内に吸引された逆流物の量を気管支鏡で確認し，胸部X線，血液ガスや呼吸状態から人工呼吸の必要性を判断する必要があります．

> **ポイント**
> ◆ LMA挿入中に逆流を認めた場合の対処法
> ・頭低位にして麻酔を深める（逆流物の気管への流れ込みを防ぐ）
> ・マスク内あるいはマスクの周りの逆流物をできるだけ吸引する
> ・LMAを抜去し咽頭内の吸引を行う
> ・100%酸素でマスク換気を行う

5　術中の気道閉塞：何が原因かを特定する

LMAで気道が確保されて問題がなかったのに，突然，換気困難になることがあります．その原因としては，表5に示す4点が考えられます．

このうち多くはカフの位置のずれ，浅い麻酔での気道の有害反射，カフによる声門の圧迫によるものです．位置のずれについては頭位を変えたり，麻酔回路が引っ張られたりすることがきっかけになるので，注意して管理する必要があります．LMAは下顎が動いても差し支えないよう，上顎にしっかりと固定しておくのがポイントです（図4）．浅い麻酔が原因であれば，プロポフォールや筋弛緩薬の静脈投与で換気は改善します．**術中は手術侵襲に十分対応した麻酔深度を保つ必要があることを肝に銘じておきましょう．**カフによる声門の圧迫では気道閉塞になる前に徴候がみられ，喉元で狭窄音や唸り声がします．その場合にはカフ内圧やカフ容量が過剰ではないかを確認し，換気ガス漏れを最小限にとどめる程度のカフ内圧に設定しましょう．必要なら小さいサイズに入れかえます（表6）．プロシールでは，カフが声門部や声門下を物理的に圧迫したり，カフが内側へ膨張したりして気道閉塞をきたすことが起こりやすいのです．

表5　LMA挿入中の気道閉塞の原因と機序

原因	機序
誤嚥	胃内容の逆流，嘔吐
マスク位置異常	マスクが浅くなった
気道反射	息こらえ（声門閉鎖） 喉頭痙攣
マスクの過膨張（過大）	声門の圧迫 カフの内側への膨張

表6　術中に換気不能になった場合の対処のまとめ

1) まず100%酸素にする
2) カフの深さが変わっていないかバイトブロックを目安に確かめる
3) カフエアを減らしてみる
4) プロポフォールを30〜50mg iv（静注）し，麻酔を深くする
5) 原因が特定できない場合には，LMAを抜去し，マスク換気とする

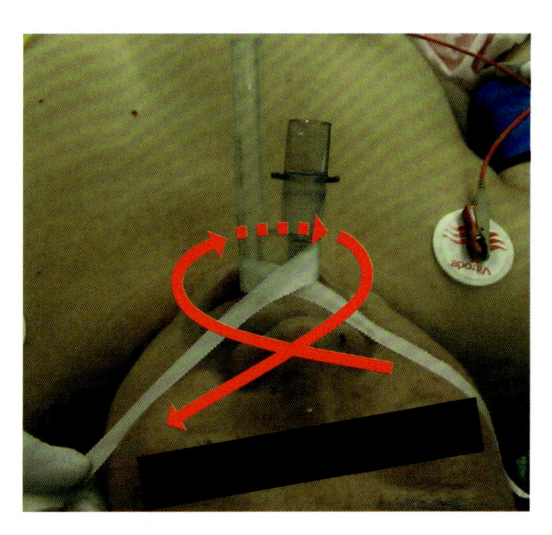

図4　LMAの固定の1例
LMA考案者のDr. Brainが勧める方法．絆創膏は右の頬からチューブの左側を通ってタスキ状に巻き左頬に固定していく．上顎に固定させることが重要で，これでとりあえず十分という

6 術後の咽頭の痛みと違和感：カフ圧の管理とスムースで愛護的な挿入を

術後の嗄声やのどの痛みは気管挿管でしばしば問題になりますが，LMAにおいても少なからず認められます．特に，のどの違和感（飲み込みずらい，または，のどに何か残った感じがする）を痛みとしてとらえるとかなりの頻度になります．のどの愁訴はカフによる上気道粘膜の圧迫によって引き起こされると考えられます．これには，マスクのサイズ，カフ内圧，麻酔時間，麻酔法（亜酸化窒素）などが影響しますが，挿入時のテクニックや乾燥した麻酔ガスを吸入させることも問題になるかもしれません．

カフ内圧は60 cmH_2O以下に保つことが重要ですので，適宜，パイロットバルーンをチェックし，調整する必要があります．60 cmH_2Oにこだわらず，**換気ガス漏れを起こさない最少量のカフ容量（just seal）で管理する**のがよいと思われます（p46，PART I §4-4参照）．亜酸化窒素を併用している場合には放置すれば100 cmH_2O以上に達することもあります．亜酸化窒素を使用する場合，クラシック（シリコンカフ）ではなくガス透過性の少ないユニーク（塩化ビニルカフ）を用いるとカフ内圧の上昇が少なくなります．

潤滑剤としてのリドカインゼリーは咽頭痛を減らすことにはなりません．むしろ，気道の有害反射を誘発したり，術後の嗄声の一因にもなるので，リドカインを含まない潤滑剤を使用すべきです．

> **ポイント**
> ◆ LMAのカフの扱い方
> ・カフ圧計で適宜圧を測定する（またはカフ内圧60 cmH_2Oのパイロットバルーンがどの程度か体得しておく）
> ・亜酸化窒素を使用する場合，麻酔維持に使用する濃度のガスでカフを膨らませる（亜酸化窒素のさらなる拡散は減る）
> ・メーカーが示すカフの最大注入量ではなく，換気ガス漏れのない最小のカフ容量とする（just seal）

7 神経学的合併症：これもカフとチューブの圧迫が要因

LMAによる神経障害としては，舌神経，舌下神経，反回神経の麻痺が報告されており（表7）[5]，大部分は一過性であり治癒しますが（neuropraxia），永久的な反回神経麻痺もまれにあります．舌神経はエアウェイチューブによる圧迫が，舌下神経と反回神経はカフの膨張による神経の間接的な圧迫がその障害の機序として考えられていますが，**虚血あるいは末梢循環不全といった患者側の要因が関与している可能性もあります**．したがって末梢循環障害，糖尿病，膠原病といった病態では厳密なカフの管理が必要でしょう．

表7　LMAによる神経障害とその症状

反回神経麻痺	嗄声，吸気困難（喘鳴），嚥下障害，誤嚥
舌神経麻痺	舌前方の感覚異常（しびれ），味覚消失
舌下神経麻痺	嚥下咀嚼障害，舌の障害側への変位

参考文献

1) Scanlon, P., et al：Patient response to laryngeal mask insertion after induction of anaesthesia with propofol or thiopentone. Can. J. Anaesth., 40：816-818, 1993
2) Brimacombe, J. & Keller, C.：Proposed algorithm for the management of airway obstruction with the Proseal™ laryngeal mask airway. Anesth. & Analg. 100：298-299, 2005
3) Keller, C., et al：Aspiration and the laryngeal mask airway：three cases and a review of the literature. Br. J. Anaesth., 93：579-582, 2004
4) Brimacombe, J. R. & Berry, A.：The incidence of aspiration associated with the laryngeal mask airway：a metaanalysis of published literature. J. Clin. Anesth., 7：297-305, 1995
5) Brimacombe, J., et al.：Lingual nerve injury associated with the ProSeal laryngeal mask airway: a case report and review of the literature. Brit. J. Anaesth., 95：420-423, 2005

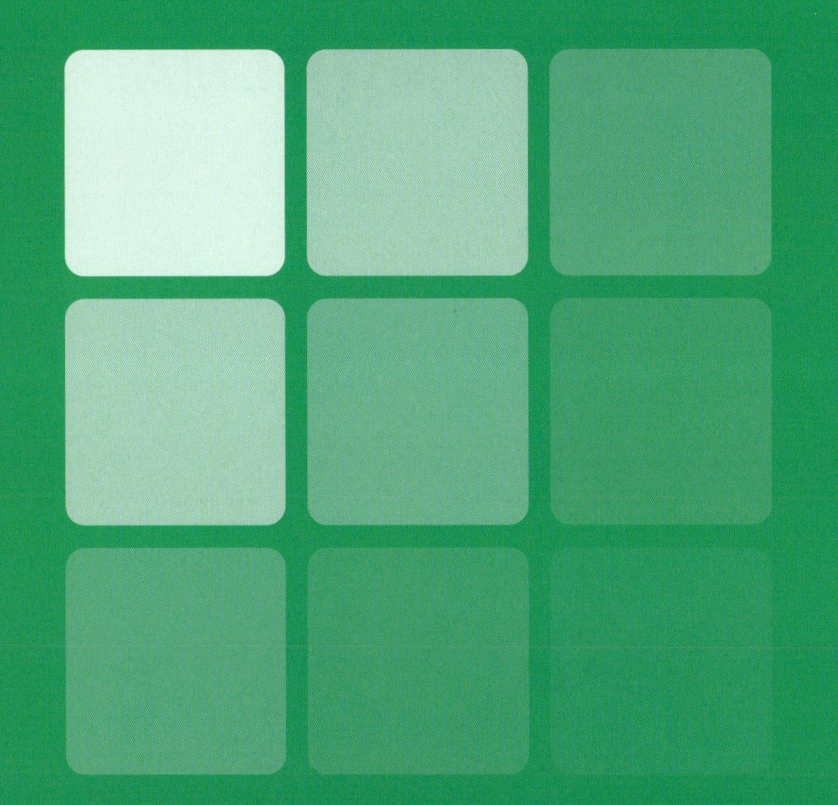

PART III 応用編

§1 ● 挿管用ラリンジアルマスクの仕組みと使用法
　　1-1. 挿管用ラリンジアルマスク（挿管用LMA，ファストラック）
　　　　……………………………………………………………………… 84

§2 ● 気道確保困難症例での使用
　　2-1. 気道確保困難（Difficult Airway）症例における
　　　　ラリンジアルマスクの使用 ……………………… 91

§3 ● 小児での使用法
　　3-1. 小児でのラリンジアルマスクの使用法 ……………………… 95

§4 ● ラリンジアルマスクの歴史と今後の動向
　　4-1. ラリンジアルマスクの歴史と今後の動向 ……………………… 99

PART III 応用編

§1 挿管用ラリンジアルマスクの仕組みと使用法

1-1 挿管用ラリンジアルマスク（挿管用LMA，ファストラック）

岡本浩嗣

> * 挿管用ラリンジアルマスク（ILMA，ファストラック）は気管挿管のためのLMAとして考案されました．同時にLMAの優れた気道確保器具としての特徴も残しており，気道確保困難な症例でも使えます．

1 挿管用ラリンジアルマスクの構造

挿管用LMA（ファストラック）はその名の通り気管挿管用に作られたラリンジアルマスクです．そのため図1と以下に示すように，ほかのLMAといくつかの構造上の違いがあります．その理由を示します．

1）ステンレス鋼でできたハンドルがあります．これは挿入後のマスクの位置を調整して，保持するためです（後述）．

2）エアウェイチューブの内層もステンレス鋼でハンドルと一体化しています．このため，指を口腔内に入れなくても挿入できます．そしてハンドルの操作で最も挿管しやすいマスクの位置に調整できます．そのほかにも，気管チューブとの摩擦を最小限にして気管チューブをスムーズに進めたり，バイトブロックの役割もあります．

3）マスクの部分に喉頭蓋エレベーターバーがついています．これは喉頭蓋を持ち上げてチューブが進みやすくするという働きがあります．

4）サイズは3，4，5のみで，小児用はありません．

5）専用の気管チューブ（図2）は内径7.0 mm，7.5 mm，8.0 mmがあり先端が真っすぐ進みやすいように加工されています．また15 cmのところに黒いラインがあり，挿管のときに深さの目安にします（後述）．

6）ファストラックを抜去し気管チューブに交換するために専用のロッド（図2）がついています（後述）．

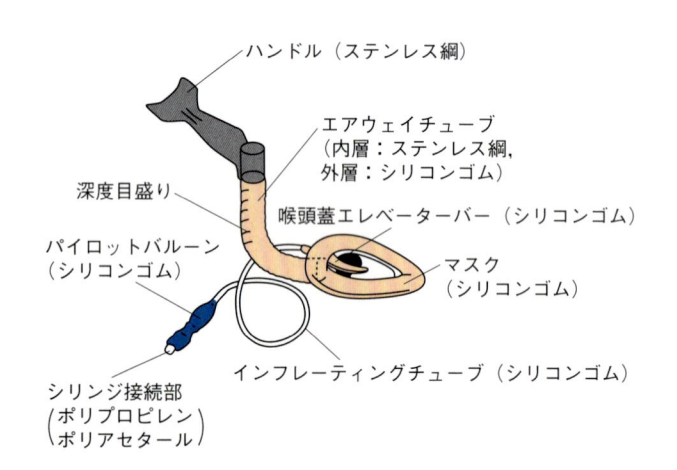

図1 挿管用LMA（ファストラック）
文献1より改変し転載

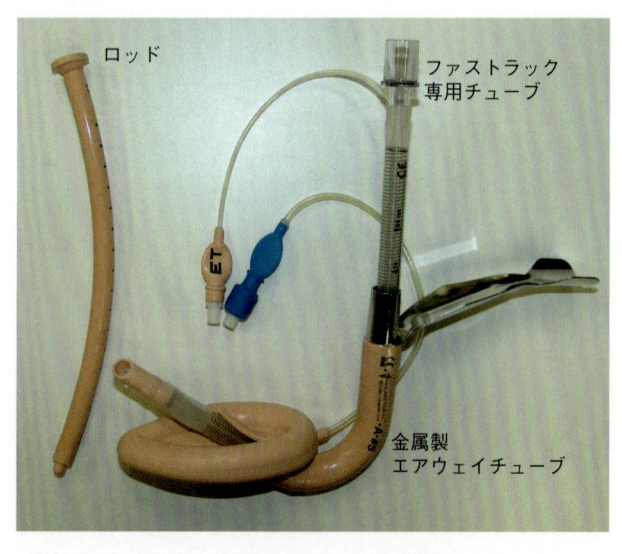

図2 ファストラック専用チューブと専用ロッド

2 挿管用LMA（ファストラック）挿入方法[1]

ファストラックは全身麻酔下，軽い鎮静下，喉頭の局所麻酔下のいずれも挿入できます．

1）完全にファストラックのカフを脱気し，しわが寄らないように準備します（図3）．

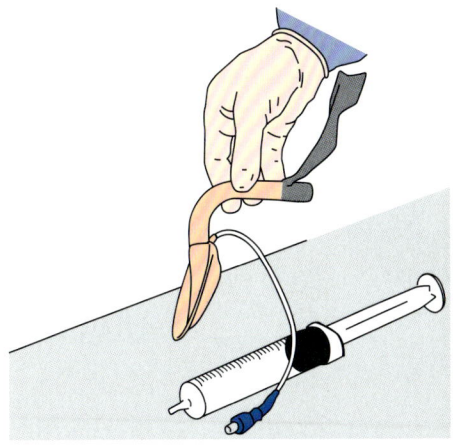

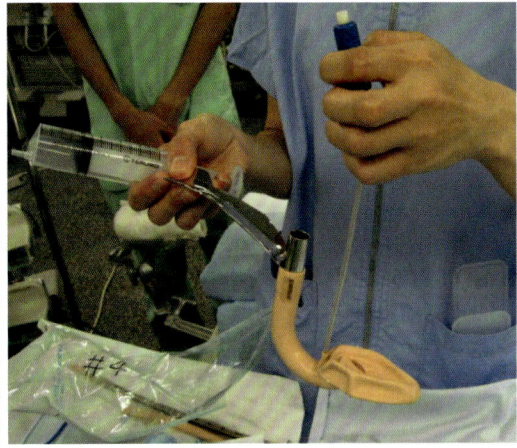

図3　ファストラックを脱気する（文献1より改変し転載）

2）背面に潤滑剤を塗ります（図4）．

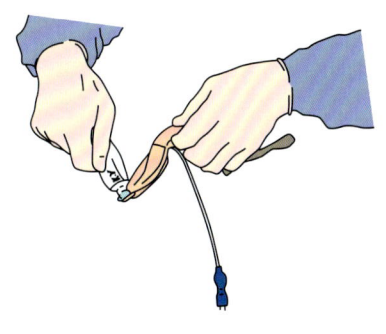

3）硬口蓋に押し付けながら潤滑剤を広げます（図5）．

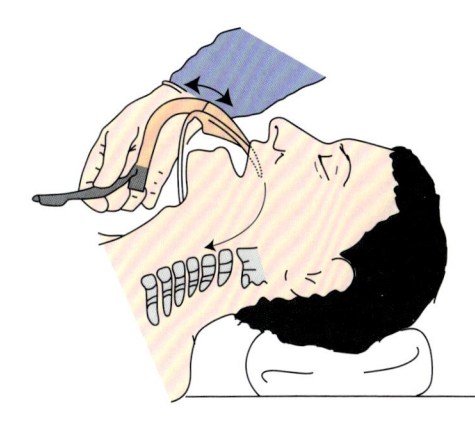

図4　潤滑剤を塗る（文献1より改変し転載）

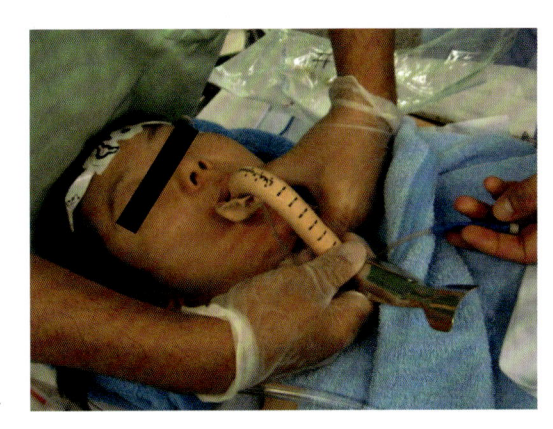

図5　硬口蓋へ押しつける（文献1より改変し転載）

4）さらに硬口蓋に押し付けつつ，咽頭後壁に沿わせながら円を描くような動きでスイングさせて挿入します（図6）．

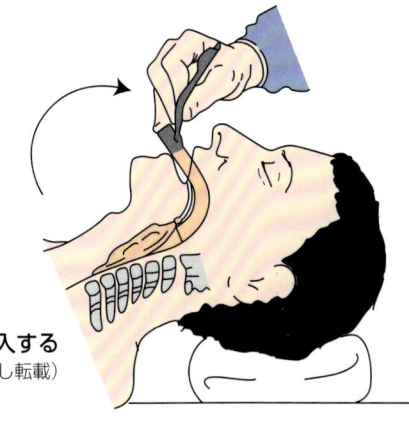

図6　円を描くようにファストラックを挿入する
（文献1より改変し転載）

5）カフを膨らませます．カフ圧は60 cmH$_2$Oを超えないようにします（図7）．

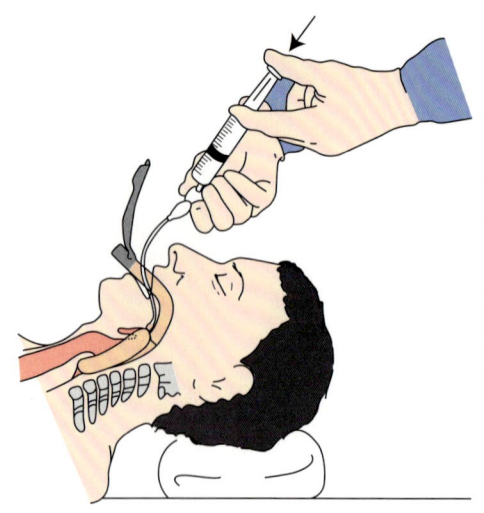

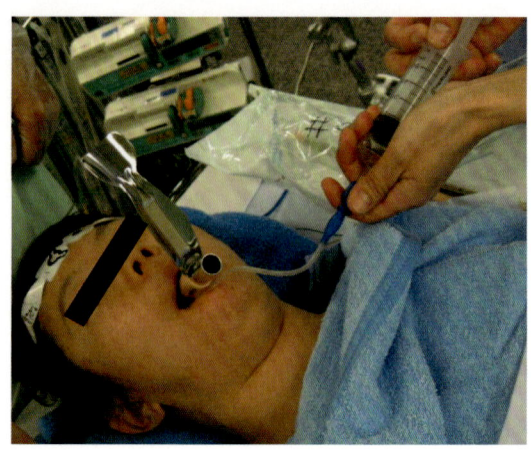

図7 カフを膨らませる（文献1より改変し転載）

6）換気を開始します．ハンドルを持って正中からずれないようにします（図8）．

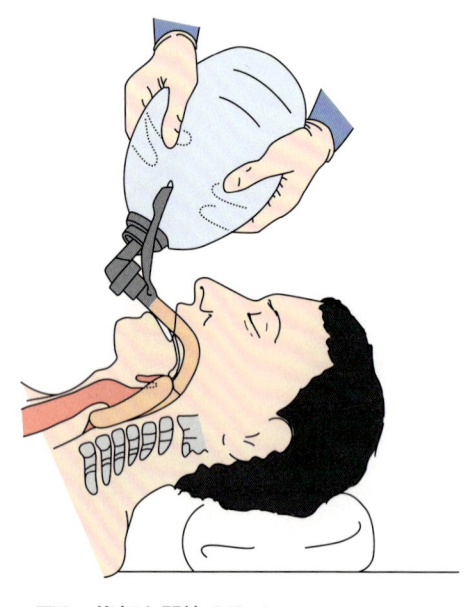

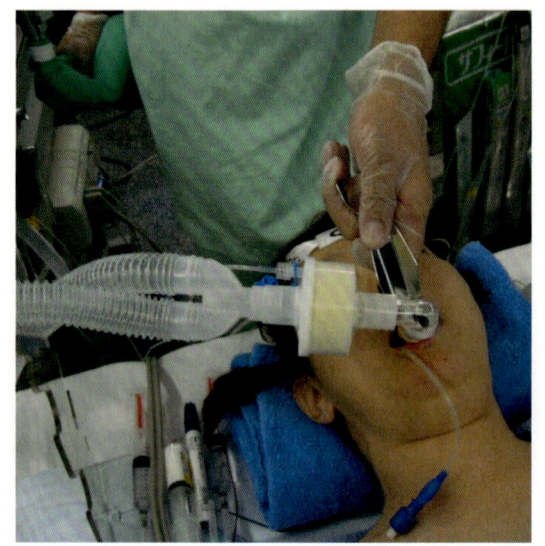

図8 換気を開始する（文献1より改変し転載）

7）ハンドルでマスクの位置を微調整しながら，換気が最もよくできる位置（気道内圧が高くなりすぎずに換気できる位置），あるいは呼気CO$_2$が最もよく出る場所を探します．そして，マスクの位置が変わらないようにハンドルを保持しながらファストラックの中に潤滑剤を塗った気管チューブを上下に動かしながら少しずつ進めます．このとき，気管チューブ先端がマスク開口部に届いていることを示す15 cmのラインを超えないようにします（図9）．

8）盲目的挿管の場合，さらに2 cmを目安に注意深く進めます．抵抗があれば別の手段を考えます（後述）．気管支ファイバースコープが利用可能の場合，気管チューブの内腔に通し観察します．喉頭蓋エレベーターバーが持ち上がり，声帯が観察できれば，声帯を超えて気管支ファイバースコープを進めます（図10）．

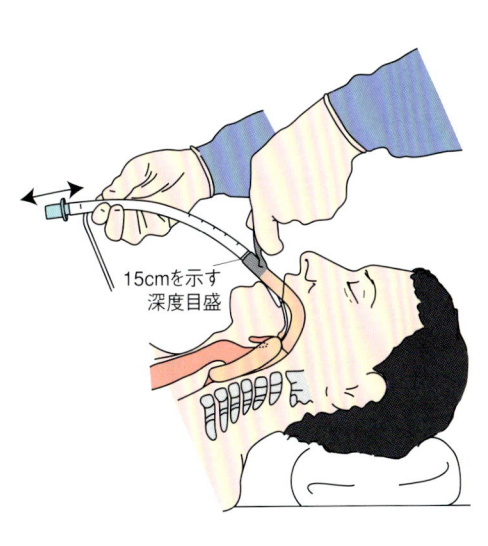

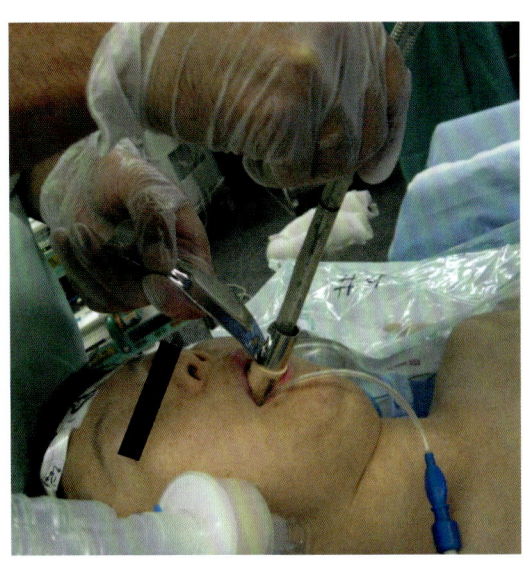

図9　気管チューブを中に挿入する（文献1より改変し転載）

E　：喉頭蓋
EEB：喉頭蓋エレベーターバー
VC　：声帯
FOB：気管支ファイバースコープ
ILMA：ファストラック
A　：被裂軟骨
ETT：気管内チューブ
T　：舌

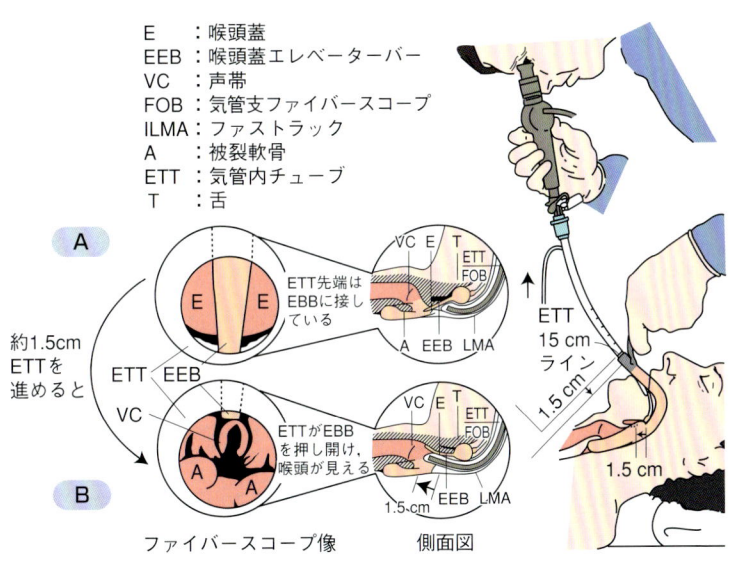

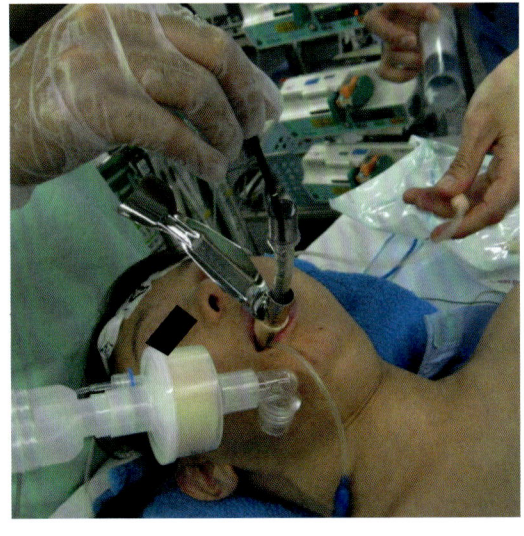

図10　ファイバースコープを用いての挿管（文献1より改変し転載）
気管チューブの15 cmラインで喉頭蓋エレベーターバーが直前に見える（A）．そこで気管チューブを約1.5 cm進めると声帯が見える（B）

9）盲目的であっても気管支ファイバー下に行う場合でも，ファストラックをしっかり保持しながら気管チューブを進めます（図11）．

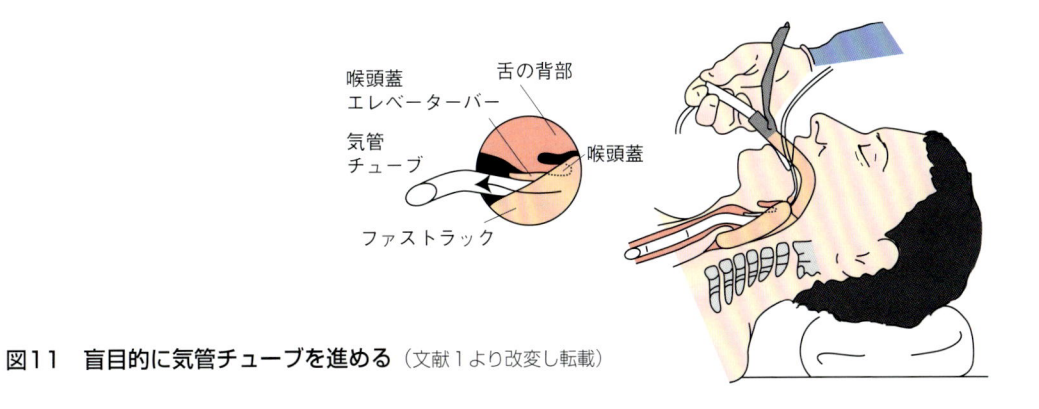

図11　盲目的に気管チューブを進める（文献1より改変し転載）

10) 気管チューブのカフを膨らませます．通常の方法で気管挿管ができたことを確認します（図12）．

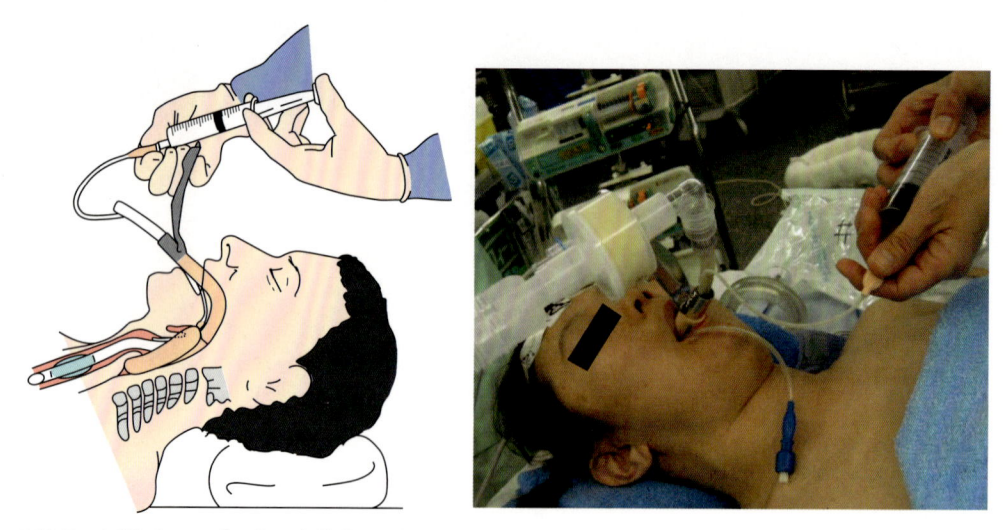

図12　気管チューブのカフを膨らませる（文献1より改変し転載）

11) ファストラックを留置したままにする場合はカフ圧を20 cmH₂O以下にします．抜去する場合は酸素化を十分にしたあと気管チューブのコネクターを取り外し，マスクのカフを脱気します．気管チューブのカフは脱気しません（図13）．

12) ファストラックを咽頭部から口腔へ円を描きながらスイングさせるようにして抜去します．その際に指で気管チューブが抜けないように押さえます．その後はロッドを挿入して押さえます（図14）．

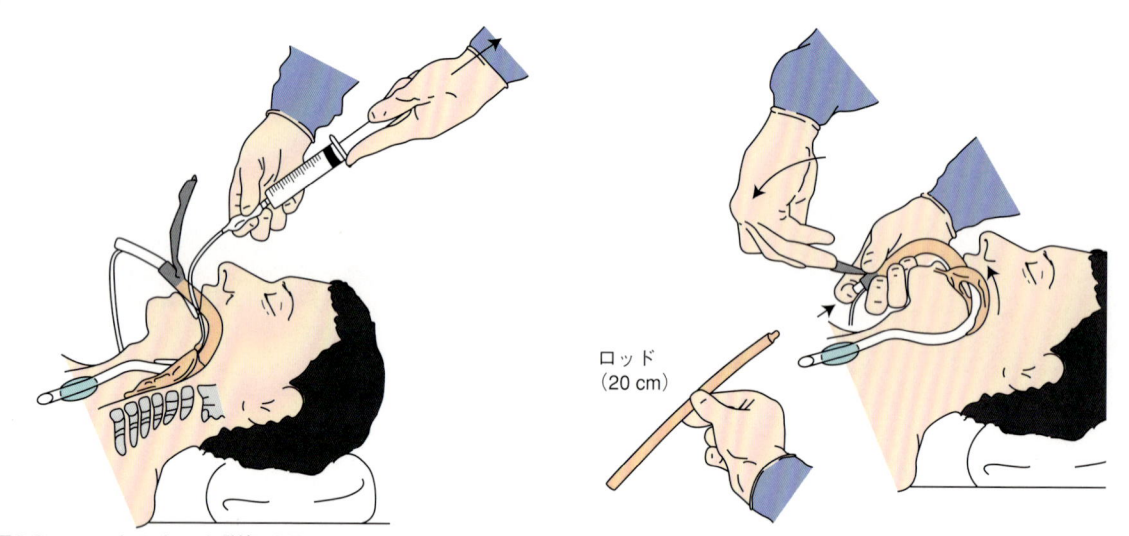

図13　マスクのカフを脱気する（文献1より改変し転載）　　**図14　ファストラックを抜去する**（文献1より改変し転載）

13) ファストラックを口から離れるまで気管チューブに沿わせて抜去しながらロッドで気管チューブが抜けないように押さえます（図15）．

14) ファストラックが口から離れたら，ロッドを外します（図16）．

15) 気管チューブのインフレーターチューブとパイロットバルーンを，ファストラックの中を通して慎重に取り出します（図17）．

III §1-1 挿管用ラリンジアルマスク（挿管用LMA，ファストラック）

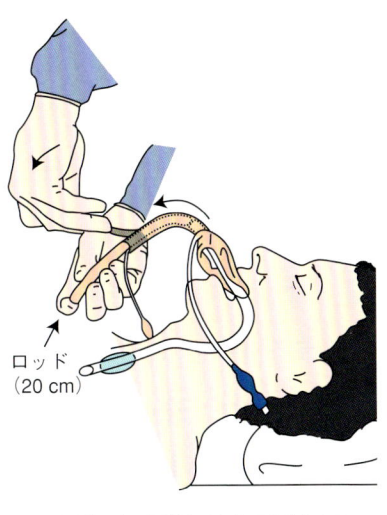

図15　ロッドはファストラックが口から離れるまで外さない
文献1より改変し転載

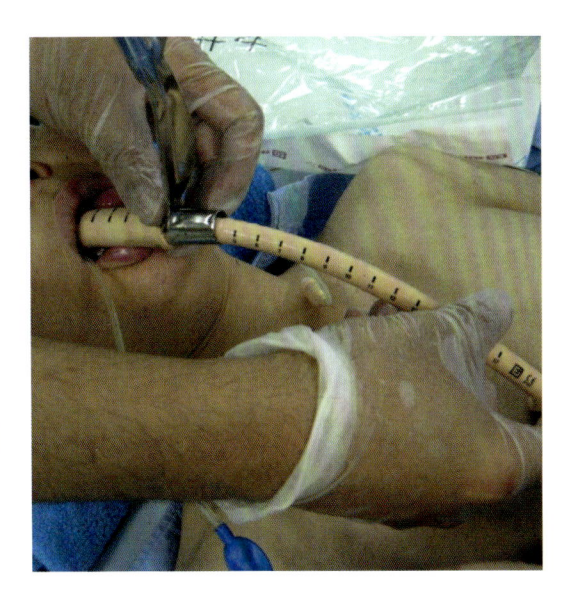

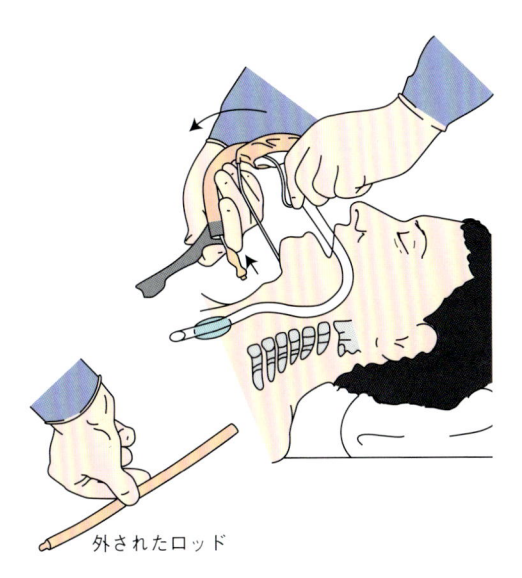

ロッド
（20 cm）

外されたロッド

図16　ファストラックが口から離れたらロッドを外す
文献1より改変し転載

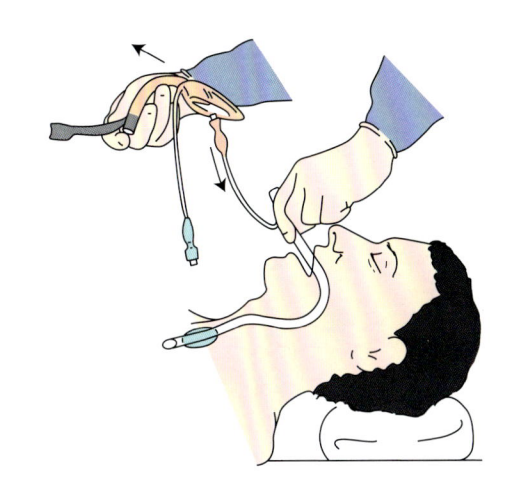

図17　インフレーティングチューブとパイロットバルーンを取り出す（文献1より改変し転載）

16）気管チューブの深さを確認し，コネクターを再装着し，換気します（図18）．

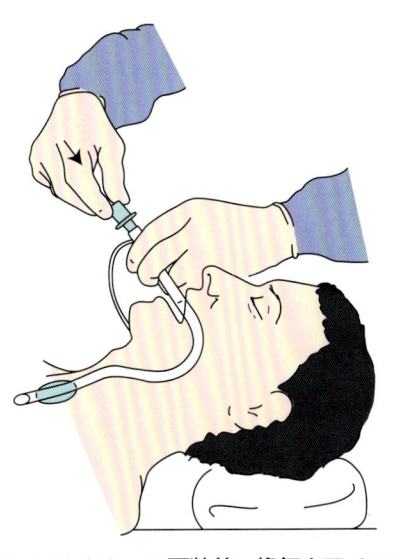

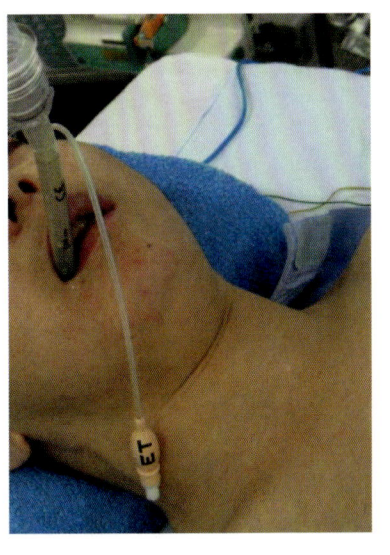

図18　コネクターの再装着〜換気まで（文献1より改変し転載）

3 トラブルシューティング

1）喉頭蓋の折れ曲がりがあるとき
- 喉頭蓋が下方に屈曲しているときには喉頭蓋に阻まれて気管チューブが進まないことがあります．この場合には，カフを膨らませた状態で円を描きながら最大6cmほど引き抜きそれから再挿入します（up and down manoeuvre）（図19）．この操作で喉頭蓋を正しい位置に引き戻します．
- もう1つの方法としてハンドルを持って上方に引き上げます．これにより喉頭蓋エレベーターバーと喉頭蓋の距離が短くなり確実に持ち上がります（anterior lift）（図20）．

2）気管支ファイバースコープが使用できないとき
- 気管支ファイバースコープが使用できないときにはライトワンド（トラキライト™）の光を頼りにする方法もあります．

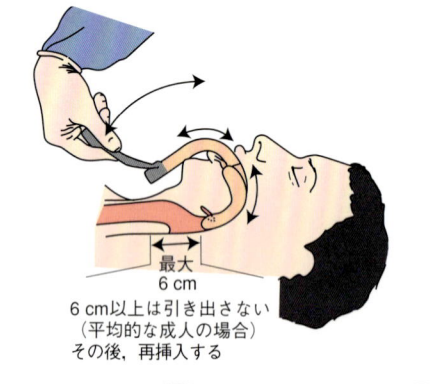

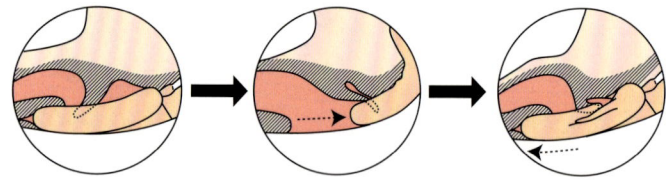

図19 喉頭蓋が下方に屈曲しているときの対処法1 ―6cmほど引き抜いて再挿入する（文献1より改変し転載）

a. 下方に屈曲した喉頭蓋
b. マスクを膨らませたままの状態で，屈曲した喉頭蓋を正しい向きに引き戻す
c. マスクを再挿入する

図20 喉頭蓋が下方に屈曲しているときの対処法2 ―ハンドルを持ち上方へ引き上げる

4 ファストラックの挿管困難での位置づけ

英国のDAS（difficult airway society）ガイドラインでは通常の喉頭鏡などによる挿管が失敗に終わったとき（予期しない挿管困難），ファストラックを推奨しています（図21）．特にライトワンドや気管支ファイバースコープを併用すると挿管成功率が上がったとされています．

予期された挿管困難でも，開口が2cm以上あれば自発呼吸を残したまま，あるいは意識下でファストラックを挿入し挿管することができます．

図21 ファストラックの挿管困難での位置づけ（文献2より改変）

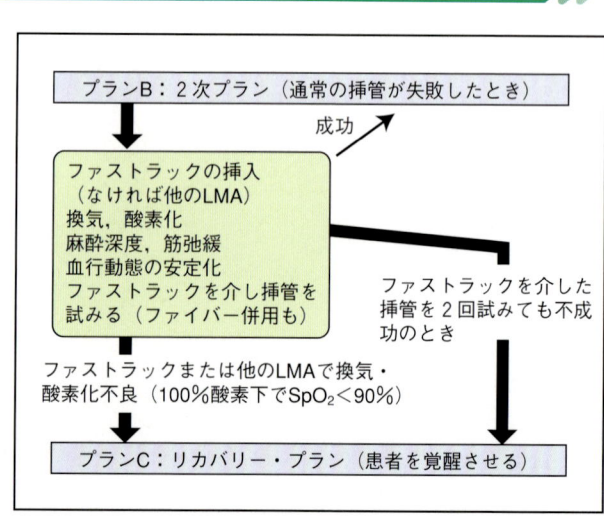

プランB：2次プラン（通常の挿管が失敗したとき）
↓
ファストラックの挿入（なければ他のLMA）
換気，酸素化
麻酔深度，筋弛緩
血行動態の安定化
ファストラックを介し挿管を試みる（ファイバー併用も）
→ 成功
↓ ファストラックまたは他のLMAで換気・酸素化不良（100%酸素下でSpO₂＜90%）
↓ ファストラックを介した挿管を2回試みても不成功のとき
プランC：リカバリー・プラン（患者を覚醒させる）

参考文献
1) The Laryngeal Mask Airway: A Review and Practical Guide（J. R. Brimacombe），W. B. Saunders, 1997
2) 「気道管理ガイドブック」（岡本浩嗣 監修，黒岩政之，村島浩二 編集），真興交易医書出版部，2007

PART III 応用編　　§2　気道確保困難症例での使用

2-1 気道確保困難（Difficult Airway）症例におけるラリンジアルマスクの使用

岡本浩嗣

> * 気道確保困難は，大きくマスク換気困難症例と気管挿管困難症例の2つに分けられます．この項ではそれぞれの定義とラリンジアルマスク（以下，LMA）使用のポイントについて解説します．

1 マスク換気困難症例の定義

　マスク換気困難は村島や辻本らによれば，100%酸素投与の下でもパルスオキシメータで図った酸素飽和度が90%を維持できない状況，あるいは不適切換気の徴候が是正できない状況とされ，1.4～5%の頻度で起こりうるとされています[1)2)]．

　わかりやすく説明しなおすと，頭部後屈・顎先挙上あるいは下顎挙上という気道確保手技を行い，口咽頭・鼻咽頭エアウェイという気道確保の補助手段を行ったうえのバッグマスクによる換気でも，有効な酸素化ができず，低酸素血症が進行する状況のことです．

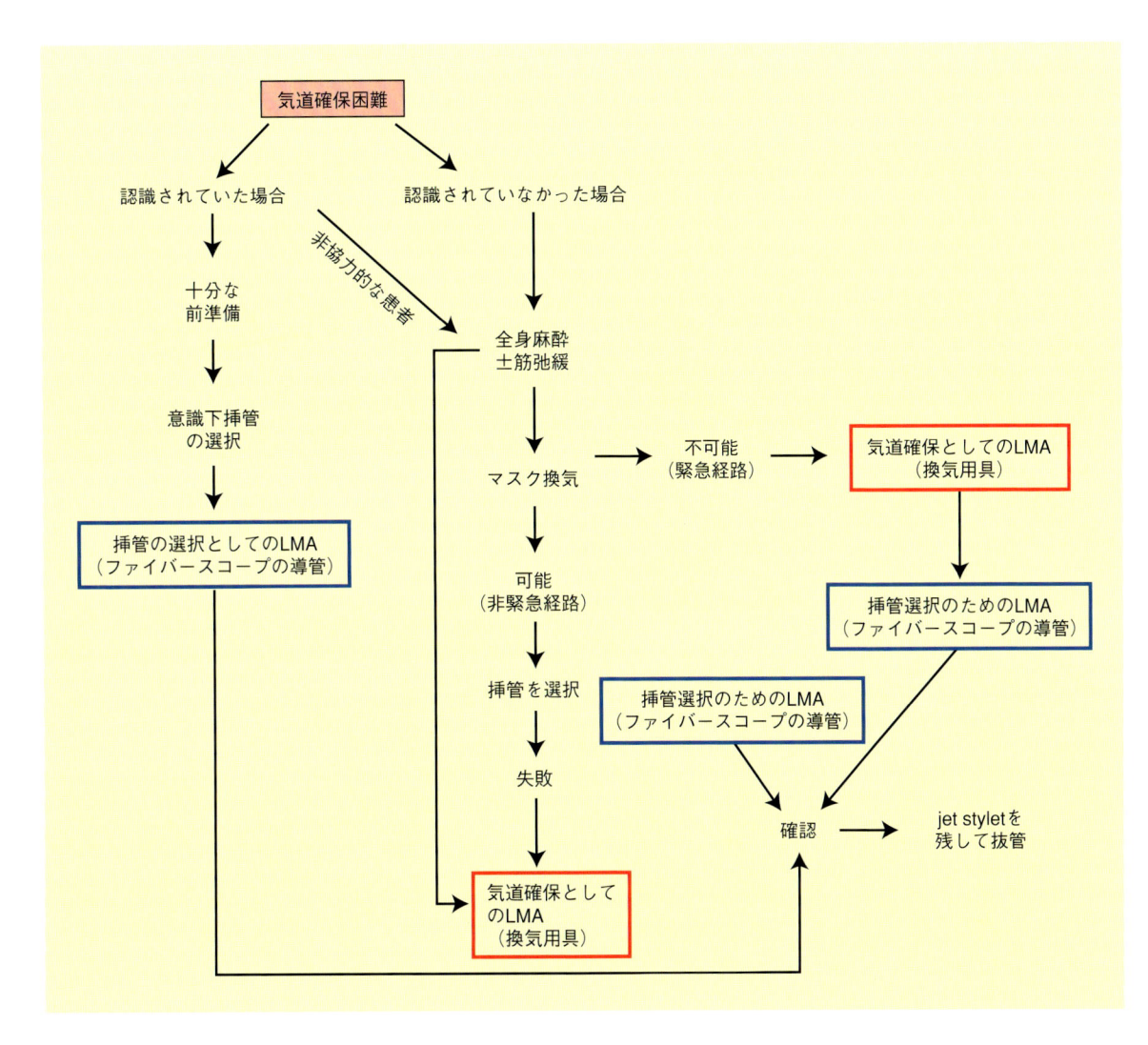

図1　Benumofらの気道確保アルゴリズム

2　気管挿管困難症例の定義

　気管挿管困難とは以前は喉頭鏡による喉頭展開および挿管が不可能の場合とされ，その頻度は辻本や村島らによると喉頭展開困難の発生頻度は1.5〜8％，気管挿管困難は0.8〜3.8％とされていました[1)2)]．しかしながら，最近の喉頭鏡以外のいろいろな挿管器具の発展によりその頻度や定義は変化しつつあります．便宜上，この項での気管挿管困難症例とは通常の喉頭鏡使用による気管挿管困難症例とします．

3　LMAは挿管困難とマスク換気困難の両方で使える

　気管挿管困難症例におけるLMAの挿管の補助具としての使用法はファストラックが発売される以前より報告されていました．これは，村島らが指摘しているようにLMAは換気器具と挿管器具の両面性を兼ね備えている特徴をもつからです[2)]．具体的には声帯や気管に到達しやすいこと，挿管操作の間も換気を維持できる利点があるからです．Benumofらによると気道確保困難アルゴリズムのなかで，3カ所は挿管の補助として（青い囲み），2カ所では換気用具として（赤い囲み），LMAが使用できると記載されています（図1）[3)]．

4　アメリカの気道確保困難の対策とLMA

　アメリカ麻酔学会（ASA）が提唱している気道確保困難に対するアルゴリズムでは，気管挿管に失敗した後にマスク換気困難が生じた場合，LMAを使用あるいは考慮することが第一選択となっています（図2）．
　この場合使用するLMAはクラシック，プロシール，挿管用LMA（intubating LMA：ILMA，ファストラック）

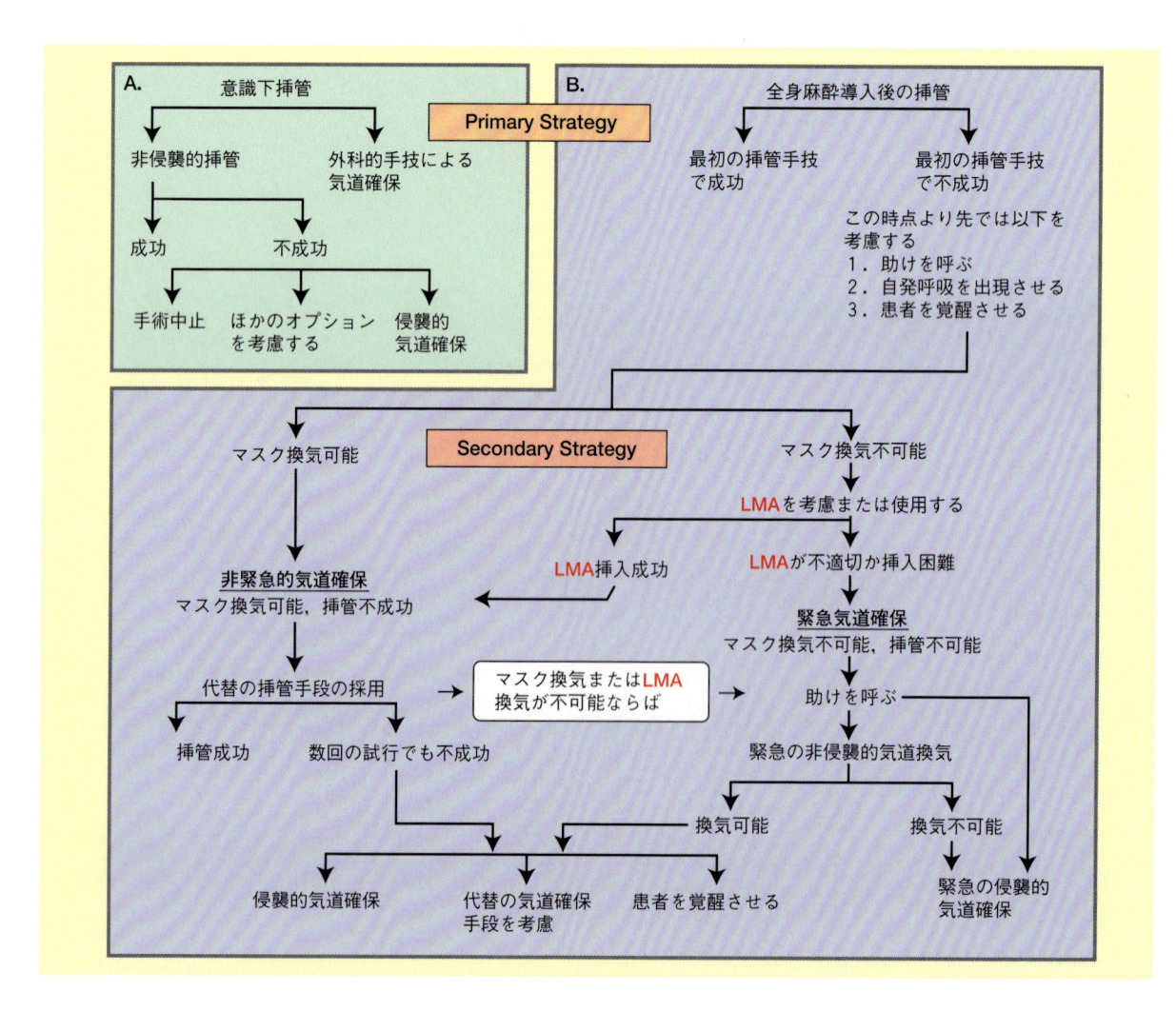

図2　ASA Difficult Airwayアルゴリズム（文献1より改変）

のいずれも可能です．通常のLMA挿入成功率は98％以上，蘇生現場での有効換気率は97％以上とされていますが，気道確保困難症例での挿入不可能の率ははっきりした研究はないが1～2％程度であると推測されています．LMAの挿入困難はMallampati分類（表1）やCormackの分類（PARTⅠ§3-2，p30を参照）とは無関係であり，1cm以下の開口制限，声帯上に気道確保困難の原因がある場合，喉頭蓋の形態・位置異常などでのLMA挿入失敗が報告されています．また，フルストマック患者で輪状軟骨圧迫（coricoid pressure：CP）を行っている場合はLMAの挿入成功率が下がることが報告されていますので，CPの一時的解除が必要となる場合があります．

表1　Mallampati分類

クラスⅠ	よく見える（軟口蓋，口峡，口蓋垂など）
クラスⅡ	口蓋垂の先端が隠れる
クラスⅢ	軟口蓋と口蓋垂の基部しか見えない
クラスⅣ	軟口蓋が見えず，硬口蓋しか見えない

5　イギリスの気道確保困難の対策とLMA

ファストラック発売後のイギリスのDifficult Airway Society（DAS）のアルゴリズムでは，気管挿管困難に遭遇した場合のプランB（2次プラン）の第一選択にファストラックによる気管挿管が推奨されています（図3）．ファストラックの使用法はPARTⅢ§1-1（p84）で詳述していますので，この項ではファストラック以外のLMAでの気管挿管困難症例での使用法を述べます．

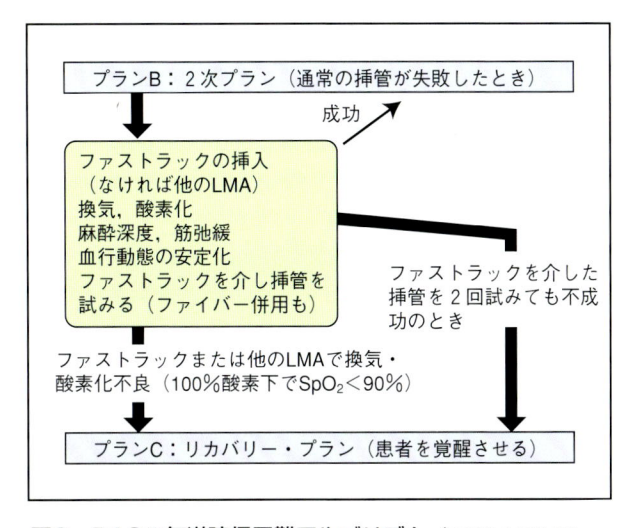

図3　DASの気道確保困難アルゴリズム（文献2より改変）

6　ファストラック以外のLMAの気管挿管補助器具としての特徴と問題

クラシックのチューブ内径を通ることのできるのは，カフ付きの比較的小さい気管チューブだけです．クラシック，プロシールとフレキシブルとでは表2に示すようにLMA内腔を通過する気管チューブのサイズが違うので注意が必要です．次に，LMAから気管チューブが出る長さが制限されているために，声帯を完全にカフの部分が超えない可能性があります（図4）．この場合は長さの長い特殊チューブを用いることやLMAを短くして

図4　クラシックから6.0mmカフ付き気管チューブを通した図

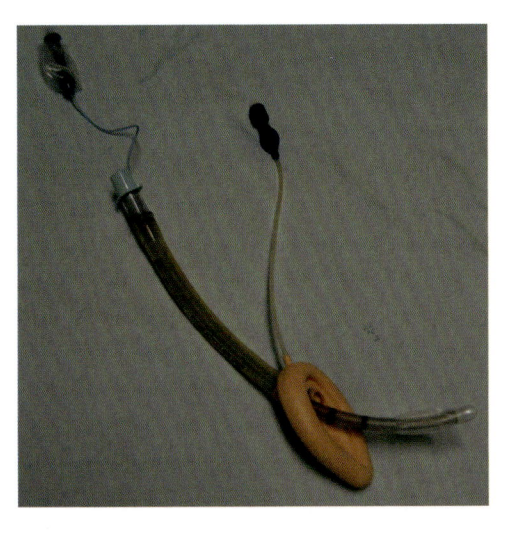

表2　クラシック内腔を通過できる最大の気管チューブサイズ

クラシックサイズ（成人）	通過できる最大の気管チューブ
3	6.0 mmカフ付き
4	6.0 mmカフ付き
5	7.0 mmカフ付き
フレキシブルサイズ	通過できる最大の気管チューブ
3	5.0 mmカフなし
4	5.0 mmカフなし
5	6.0 mmカフ付き

対応することが報告されています．しかしながらファストラック以外のLMAの場合，気管チューブだけにするためにLMAを抜去するかどうかは議論のあるところです．

7 クラシックによる盲目的気管挿管

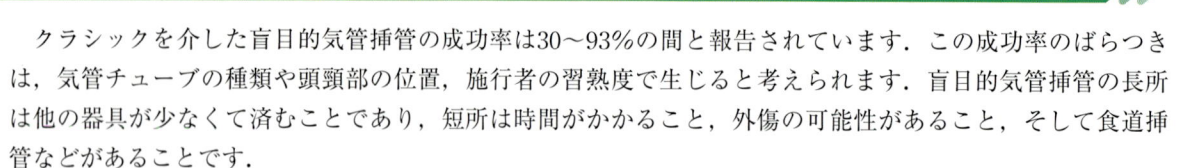

　クラシックを介した盲目的気管挿管の成功率は30〜93％の間と報告されています．この成功率のばらつきは，気管チューブの種類や頭頸部の位置，施行者の習熟度で生じると考えられます．盲目的気管挿管の長所は他の器具が少なくて済むことであり，短所は時間がかかること，外傷の可能性があること，そして食道挿管などがあることです．

　盲目的気管挿管の妨げになるのはLMA開口部のバーや気管前壁方向に気管チューブが進むことが多いことです．らせん入りチューブやパーカー気管チューブの使用，ガムエラスティックブジー（GEB），ライトワンドの使用で成功率が上がるという報告があります．LMAのマスクを最適な位置にするために，呼気のCO_2波形を参考にするとよいでしょう．また，気管前壁にあたる場合は頭部後屈を緩めるか少し頭部前屈することも推奨されています．

8 ファイバースコープガイド下にLMAから気管挿管する方法

　ファイバースコープガイド下にLMAを用いて気管挿管する方法の成功率は，1回の試みでも90〜100％になると報告されています．そのうえ外傷の可能性も減少します．LMAのマスクが最適な位置にあると，声帯はマスク開口部のすぐ直前にあります．LMAの内腔を通過する十分に潤滑した気管チューブをあらかじめファイバースコープに通しておき（図5A），ファイバースコープが気管の中に通ったらファイバースコープに沿わせて気管チューブを進めます（図5B）．そしてファイバースコープを抜いて気管チューブから換気します（図5C）．気管チューブがうまく進まない原因は，声帯の周囲や気管前壁への衝突，ファイバースコープの折れ曲がりなどがあります．前者の場合は気管チューブを回転させる，後者の場合は一度ファイバースコープを少し引き抜くとよいでしょう．

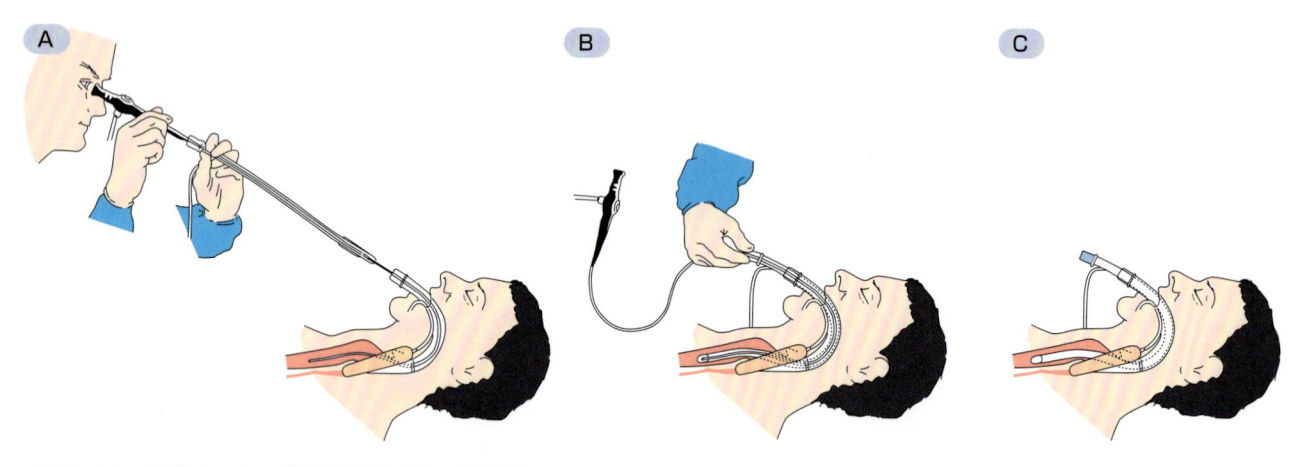

図5　ファイバースコープ下のLMAを使った挿管（文献1より改変）

参考文献

1）辻本三郎：DAMスタンダード．日本臨床麻酔学会会誌，28：359-373，2008
2）「気道管理ガイドブック」（岡本浩嗣 監修，黒岩政之，村島浩二 編集），真興交易医書出版部，2007
3）「ラリンジアルマスクのすべて」（天羽敬祐 監訳，福留武朗，川村隆枝 訳），診断と治療社，1998

PART III 応用編 §3 小児での使用法

3-1 小児でのラリンジアルマスクの使用法

岡本浩嗣

> *小児に対するラリアンジアルマスク（LMA，以下同）の使用は成人と違う点もあります．しかし，小児でのLMAの使用法を正しく習得すれば，気道確保の手段が1つ増えて，小児の呼吸管理に幅ができます．

1 小児でのLMAの適応と禁忌

LMAは乳児・小児にも対応しており，気道確保の一手段となりえます．成人と同じで胃内容物の逆流の可能性が高い場合は禁忌です．

表1 小児でのLMAの選択の適応，禁忌

LMAの適応
・フェイスマスクで気道確保する症例
・マスク換気困難，挿管困難の症例（PART III §2-1，p91参照）
LMAの禁忌
・フルストマックなどの誤嚥の危険が高い症例
・陽圧換気に高い気道内圧が必要となる症例
・開口制限，上気道の異常（腫瘍，膿瘍，奇形，外傷）でLMA挿管困難が予想される症例

2 小児でのLMAとサイズ

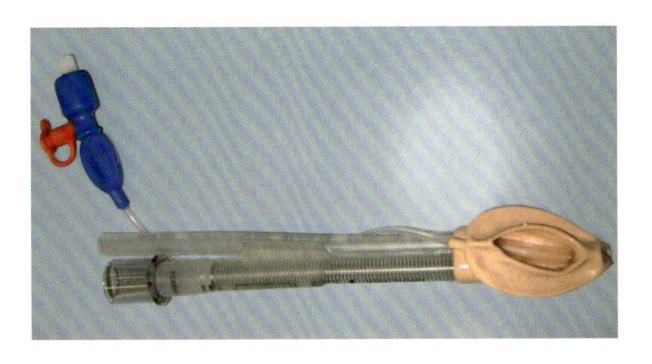

図1 小児用プロシール

小児では体重がサイズ選びの目安となります（表2）．しかし頭部の大きさ，上顎下顎の発達の程度，口腔内のスペースなどにかなりの個人差があるので，サイズが合っていないと感じたら，ワンサイズ変えてみることも必要です．

クラシックとユニークは新生児からすべてのサイズがあります．プロシールは乳児から，フレキシブルは小児からサイズが揃っています．これに対して，ファストラックは30 kg以上の小児のみの対応です．

小児用プロシールが日本でも2004年より使用可能となりました．サイズは1.5以上があり，リークも少なく良好に使用できるという報告がなされています．

表2 LMAの種類と小児サイズ

サイズ	目安となる体重	クラシック／ユニーク	プロシール	フレキシブル	ファストラック
1	<5 kg（新生児）	○	—	—	—
1.5	5〜10 kg（乳児）	○	○	—	—
2	10〜20 kg（小児）	○	○	○	—
2.5	20〜30 kg（小児）	○	○	○	—
3	30〜50 kg（小児）	○	○	○	○

> **ポイント**
> ・サイズ選びは体重を目安にする
> ・しかし，サイズが合っていない場合はワンサイズ変えてみる

3 LMA挿入時の麻酔管理

　乳児は気道が細く，麻酔深度が不十分であるとわずかな刺激でも喉頭痙攣を生じることがあります．そのため，十分に深い麻酔深度での挿入，プロポフォールでは3〜5 mg/kgあるいは十分なセボフルランなどの吸入麻酔下での挿入をLMA開発者であるDr. Brainは勧めています[1]．

> **ポイント**
> ・小児はLMA挿入時に麻酔深度が浅いと喉頭痙攣や息こらえを起こしやすいので注意する
> ・吸入麻酔薬のセボフルランのみで挿入する場合は呼気濃度で3％程度が必要です

4 LMA挿入時のポイント

　小児サイズのLMAでも，挿入方法は成人と変わらずカフを完全に脱気して，カフの部分をしっかり硬口蓋に押し付けながら挿入することをDr. Brainは勧めています[1]．成人と違い指が咽頭部まで到達しないことはありません．小児におけるLMA使用法の大きなポイントは，使用中のLMAのずれを最小限にするよう，無理な力がLMAにかからないように注意することです．また，成人よりも喉頭が高い位置にありLMAが抜けやすく不安定です．固定はしっかりしましょう．

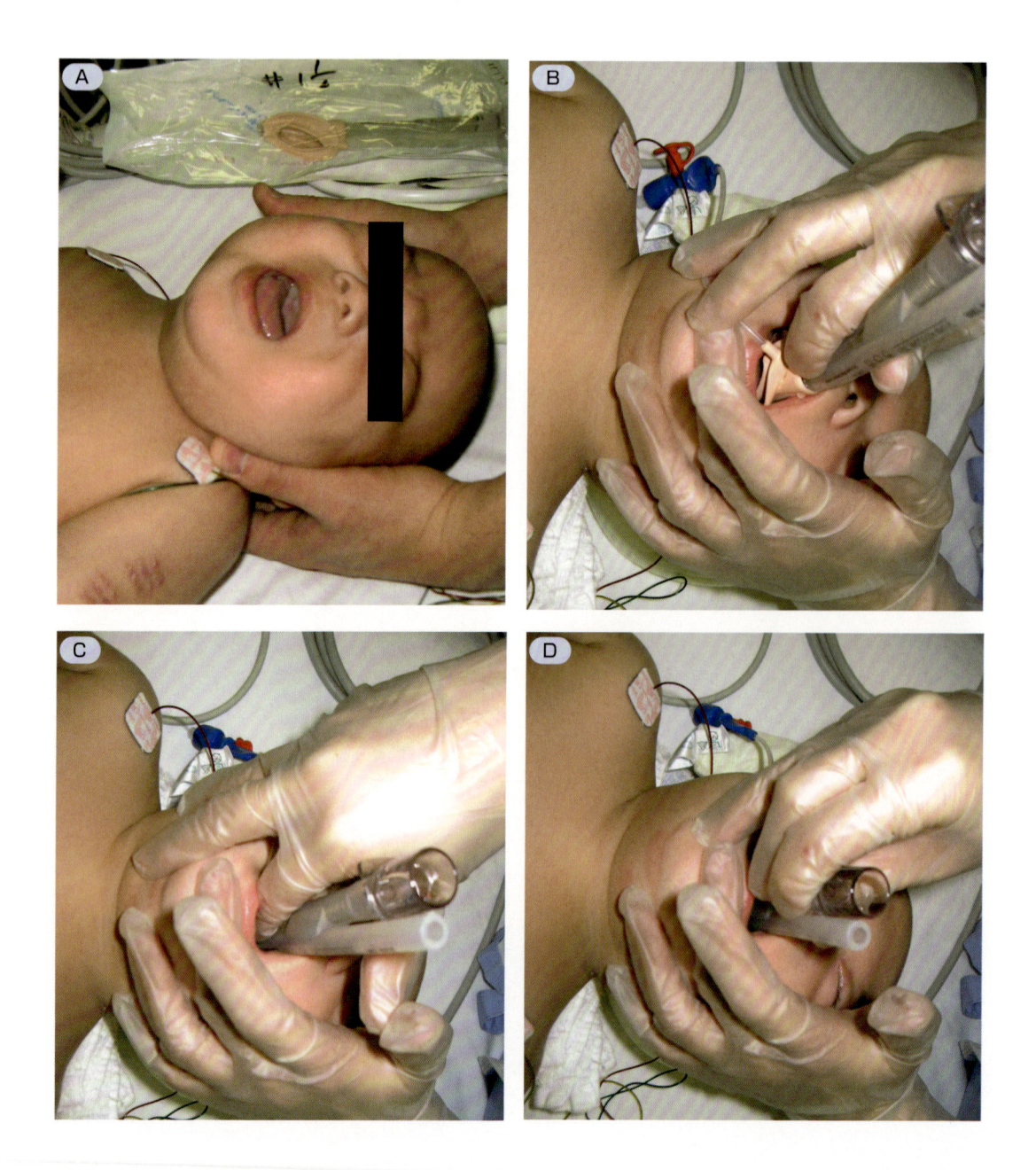

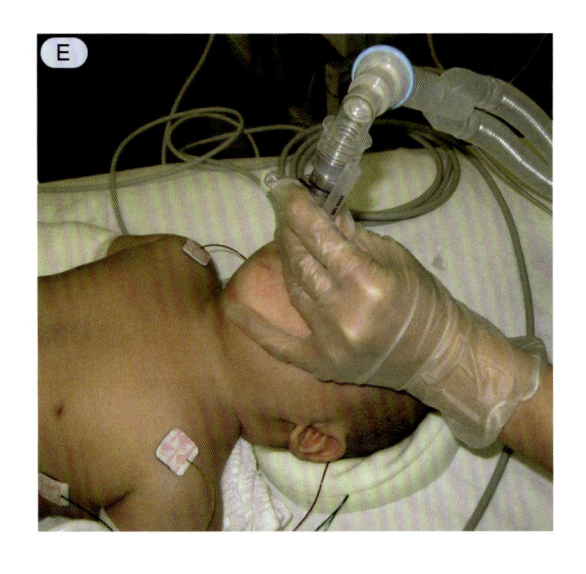

図2　小児でのLMAの挿入
A) スニッフィング体位と下顎挙上の様子．基本的な挿入時の体位は成人と変わらない
B) 口をしっかりと開け，カフをしっかりと硬口蓋に押しつけながら進める
C) 口狭部を通過するまで人差し指でLMAをガイドする（無理な力がかからないように注意する）
D) 進まなくなったらそこでLMAを保持する
E) 小児は位置が変わりやすいのでしっかりと保持し換気する

> **ポイント**　しっかり開口することと，舌が大きいのでよけること，LMAをしっかり硬口蓋に押し付けながら進めるとよい．適切なマスクの位置の範囲が狭いので動かないようにしっかり固定することが大切です

5　気道確保困難の小児におけるLMAの使用

ASAのDifficult airwayアルゴリズムでは，マスク換気や挿管が困難なときに使用します（p92，PART Ⅲ §2-1 図2参照）．また小児においてもLMAを介しての気管挿管も可能です．Pierre-Robin症候群やTreacher Collins症候群などの先天性奇形の際だけではなく，救急や新生児蘇生においてもLMAの気道確保手段としての有効性が報告されています．サイズごとのLMA関連用具（通過するファイバースコープや気管チューブの大きさ）を知っておく必要があります[1]．

表3　各LMAサイズで使用可能な器具（クラシック）

マスクサイズ	患者の体重 (kg)	カフ容量 (mm)	最大の気管内チューブ（内径，mm）	エアウェイチューブの内径 (mm)	長さ (cm)**	ファイバースコープのサイズ (mm)
1	<5	<4	3.5	5.25	8	2.7*
1.5	5〜10	<7	4.0	6.1	10	3.0
2	10〜20	<10	4.5	7.0	11.0	3.5
2.5	20〜30	<14	5.0	8.4	12.5	4.0
3	30〜50†	<20	6.0カフ付き	10	16	5.0
4	50〜70†	<30	6.0カフ付き	10	16	5.0
5	>70	<40	7.0カフ付き	11.5	18	7.3

＊：2.2mmの気管支ファイバースコープが利用可能，＊＊：チューブの見える部分のおよその長さ，†：非常に大まかな指針

6 気道確保困難における気道管理の実際

　気道確保困難で第一にすべきことは100%の酸素投与です．そのうえで，意識下挿管か鎮静（麻酔）をするかを考えます．自発呼吸を残したまま100%酸素投与下のバッグマスク換気ができなければ，気道確保を再チェックし，スニッフィング体位や下顎挙上を再度やり直したり，気道の分泌物などを吸引したり，エアウェイの挿入などの追加手段を行います．それでもマスク換気ができなければ，LMAを挿入します．最終手段は覚醒させるか，LMAやマスク換気のまま手術等を行うか，状況によっては外科的手段である輪状甲状膜穿刺を行います（図3参照）[2]．

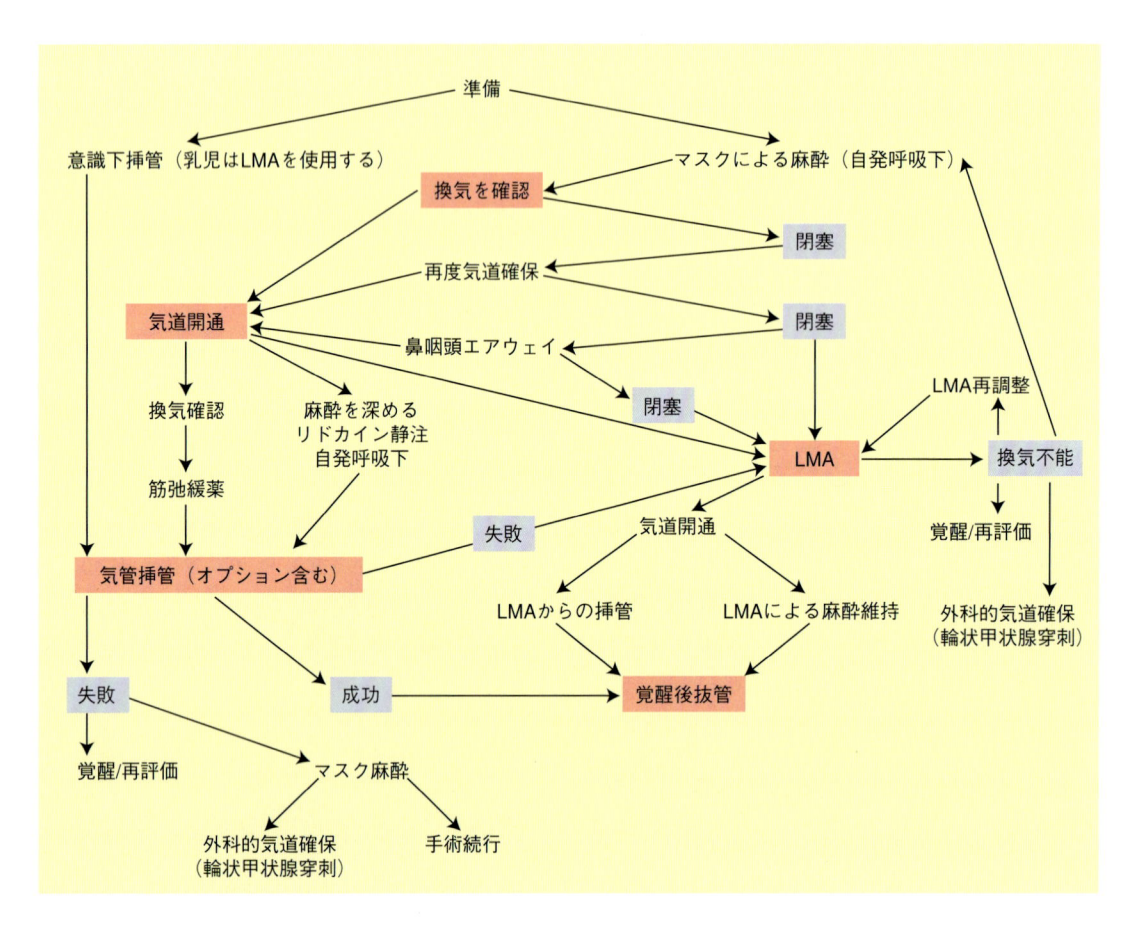

図3　小児の気道確保困難のアルゴリズム

参考文献
1)「ラリンジアルマスクのすべて」(A. I. J. Brainほか著，天羽敬祐監訳，福留武朗，川村隆枝訳)，診断と治療社，1998
2)「気道管理ガイドブック」(岡本浩嗣監修，黒岩政之，村島浩二編集)，真興交易医書出版部，2007

PART III 応用編　　　　　§4 ラリンジアルマスクの歴史と今後の動向

4-1 ラリンジアルマスクの歴史と今後の動向

水本一弘

> * ラリンジアルマスク（Laryngeal Mask Airway：LMA）が産声をあげてから，早くも四半世紀が経過しました．この間に，LMAはどのように進化・発展してきたのか，また，どのような可能性を秘めているのか？歴史を振り返り考えてみましょう．

1 LMA登場以前の声門上気道確保器具とは？

　LMAが登場する以前にも，多くの声門上気道確保器具が開発されています．その成功例の1つとして，心肺蘇生時の人工呼吸を目的としたMouth-to-lung airwayが1962年に紹介されています（図1）[1]．カーブした軟性チューブを食道に挿入してカフでブロックします．手元のカバーを唇に被せて鼻をクリップでつまんで，もう1つのチューブで人工呼吸を行なうという当時としては画期的な器具でした．

　これはその後改良され，食道閉鎖式エアウェイとして，現在も救急医療現場では使用されています．しかし，残念ながら，陽圧換気時の換気ガス漏れが解決されなかったこともあり，食道閉鎖式エアウェイの多くは全身麻酔中の気道確保の手段としては認知されないまま現在に至っています．

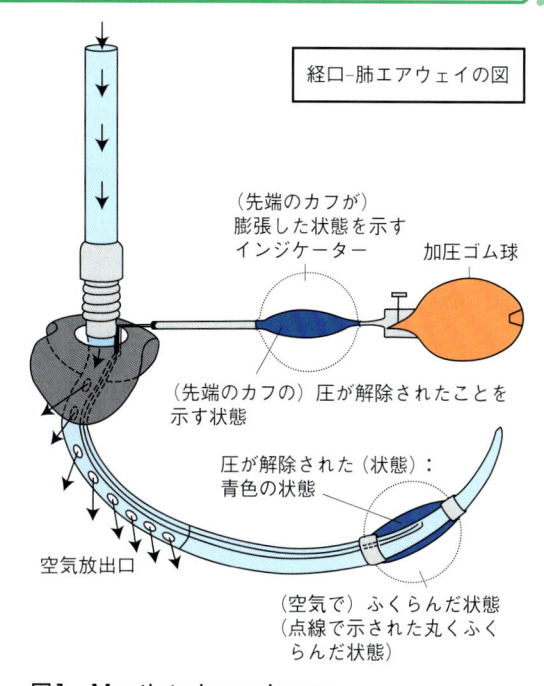

図1　Mouth-to-lung airway
食道閉鎖式エアウェイの初期型の1つで，蘇生時の人工呼吸に用いられました（文献1より改変）

2 LMAの登場：Dr. Brainの着眼点

　LMAの開発者であるDr. A. I. J. Brainは父親が英国の外交官であったことから，くしくも日本で生まれました．その後英国に戻り，王立ロンドン病院に麻酔科医として勤務していた1980年に，フェイスマスクと比べてより確実でかつ気管挿管と比較してより侵襲度の低い気道確保の器具の開発を始めます．

　彼は，歯科治療時の全身麻酔で鼻に装着使用するGoldman nasal mask（図2）[2]の形が喉頭周囲・咽頭の解剖標本と類似していることに着目して，小児用Goldman nasal maskに先端を斜めに切断したPortex社製の径10 mmの気管チューブを接着してプロトタイプ第1

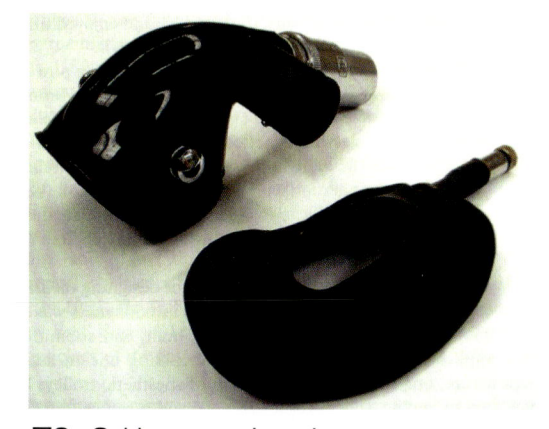

図2　Goldman nasal mask
歯科治療の際に使用されます．ラリンジアルマスク・カフ部分の原形です（文献2より転載）

号のLMAを試作しました（図3）．彼は，このプロトタイプを用いて臨床試験と改良を行い，1983年に発表しました[3]．この年が，LMAが世に出た記念すべき年となりました．

> **memo** LMA誕生の経緯について
> Dr. Brainがどのようにラリンジアルマスクを開発したかの経緯に関して，より詳しい情報はDr. Brainが，Eur. J. Anaesthesiol., 4：5-17, 1991で詳しく報告されています．また，米国LMA社のホームページ上でも，開発の歴史が公開されています．（http://www.lmana.com/history-development.php）

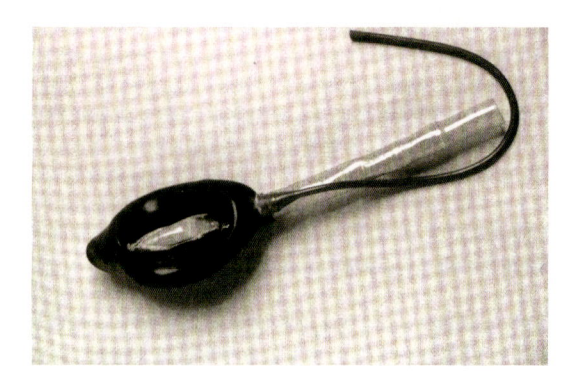

図3　ラリンジアルマスクのプロトタイプ
1981年に，Dr.Brainが小児サイズの歯科用鼻マスクから試作したものです（文献4より転載）

3　LMAの普及：英国での販売開始から全世界へ

Dr. Brainの1983年の発表に対して，医療関係者はほとんど興味を示しませんでした．しかし，彼はLMAの可能性を信じて，その後も自ら試行と改良をくり返しました．それにつれて，英国で徐々に認知されるようになり，1988年にはついに商業ベースでの量産が開始されました．

英国では，その後急速に普及し，全身麻酔中の気道確保法として気管挿管を大きく上回るようになっていきます．LMAに関する情報はまたたく間に全世界へ伝わり，各国の麻酔科医が英国を訪れました．1990年には日本で発売が開始されました．その後，1992年に米国でも発売が始まっています．

4　LMAの選択肢拡大その1：フレキシブルタイプの登場とサイズの追加

英国での急速な普及に対して，日本国内では爆発的な普及はありませんでしたが，後述する救急救命士へのLMA使用指導の時期とも重なり，麻酔科領域でも徐々に浸透していきました．当初，LMAはクラシックのみでしたが，頭頸部の手術や腹臥位での使用などチューブ内腔が屈曲で閉塞しやすい状況でも使用可能なフレキシブルが1992年に英国で発売され，日本でも1994年に発売されました．

また，当初は成人用の2種類のみだったLMAのサイズ（サイズ3とサイズ4）もその後，徐々に追加されました．現在，日本ではクラシックとユニークはサイズが7種類，プロシールは6種類，フレキシブルは5種類で成人から小児まで対応しています．ファストラックは3種類のみで小児には対応していません．

5　救急現場へのLMAの導入

心肺停止患者の蘇生成功率向上を目的に日本で1991年に制定された救急救命士法により1992年以降，医師の指示の元で救急救命士は心肺停止傷病者に対して器具を用いた気道確保，静脈路確保そして電気的除細動の3つの医療行為が可能となりました．気道確保に関しては，LMAと食道閉鎖式エアウェイの挿入が認められました．

救急の現場では，LMAで嘔吐や搬送中のチューブのずれによる換気困難などの事例もあり，コンビチューブや後発のラリンジアルチューブ（図4）が選択される場合もありました．

法改正により2004年より救急救命士による気管挿管が可能となり，器具を用いた気道確

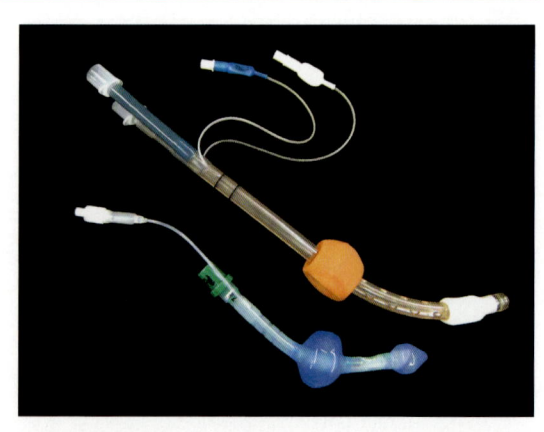

図4　コンビチューブ（上）とラリンジアルチューブ（下）
どちらも食道閉鎖式エアウェイですが，食道カフと咽頭カフがあり，陽圧換気も可能です

保の選択肢はさらに増えました．しかし，2005年に改訂された救急蘇生法の指針に従うと，二次救命処置における気管挿管の優先順位が低くなっており，挿入・換気成功率が高く胸骨圧迫の中断を必要としないLMAの有用性が今後再評価されていくでしょう．

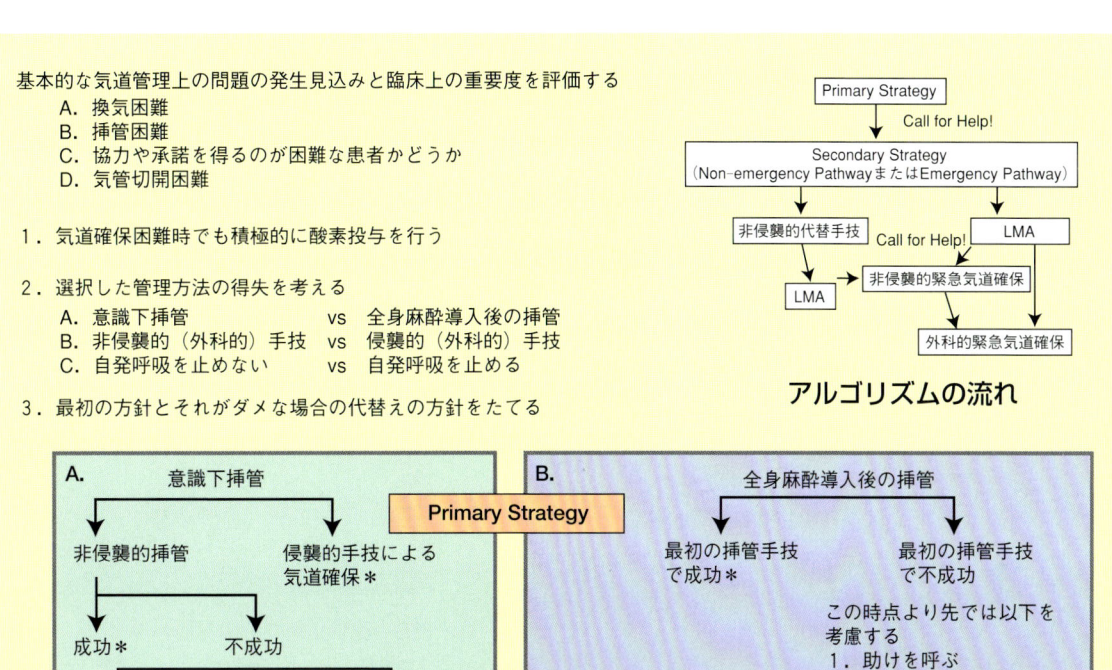

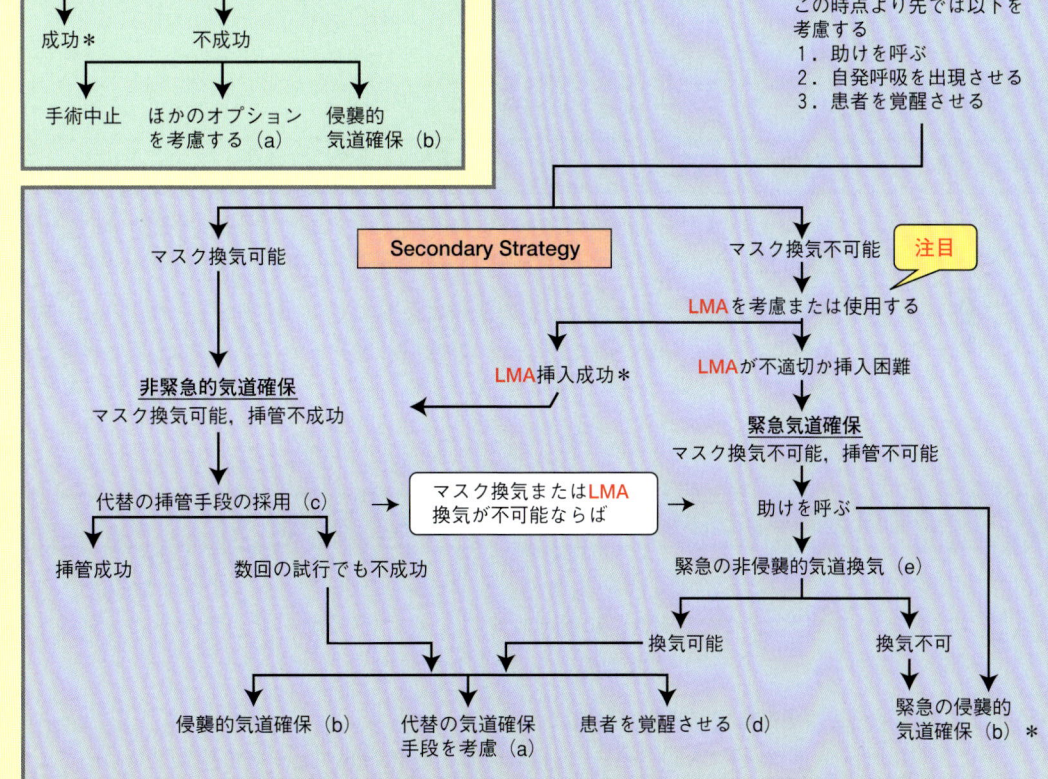

基本的な気道管理上の問題の発生見込みと臨床上の重要度を評価する
　A．換気困難
　B．挿管困難
　C．協力や承諾を得るのが困難な患者かどうか
　D．気管切開困難

1．気道確保困難時でも積極的に酸素投与を行う

2．選択した管理方法の得失を考える
　A．意識下挿管　　　　　　　vs　全身麻酔導入後の挿管
　B．非侵襲的（外科的）手技　vs　侵襲的（外科的）手技
　C．自発呼吸を止めない　　　vs　自発呼吸を止める

3．最初の方針とそれがダメな場合の代替えの方針をたてる

アルゴリズムの流れ

Primary Strategy → Call for Help! → Secondary Strategy（Non-emergency Pathwayまたは Emergency Pathway）
非侵襲的代替手技 → LMA
Call for Help! → LMA → 非侵襲的緊急気道確保 → 外科的緊急気道確保

A．意識下挿管（Primary Strategy）
非侵襲的挿管 → 成功＊／不成功
侵襲的手技による気道確保＊
成功＊ → 手術中止／ほかのオプションを考慮する（a）／侵襲的気道確保（b）

B．全身麻酔導入後の挿管
最初の挿管手技で成功＊／最初の挿管手技で不成功

この時点より先では以下を考慮する
1．助けを呼ぶ
2．自発呼吸を出現させる
3．患者を覚醒させる

Secondary Strategy
マスク換気可能／マスク換気不可能【注目】

LMAを考慮または使用する
LMA挿入成功＊／LMAが不適切か挿入困難

非緊急的気道確保（マスク換気可能，挿管不成功）
代替の挿管手段の採用（c）→ 挿管成功／数回の試行でも不成功

マスク換気またはLMA換気が不可能ならば →

緊急気道確保（マスク換気不可能，挿管不可能）
助けを呼ぶ → 緊急の非侵襲的気道換気（e）
換気可能／換気不可

侵襲的気道確保（b）／代替の気道確保手段を考慮（a）／患者を覚醒させる（d）／緊急の侵襲的気道確保（b）＊

＊気管挿管時やLMA挿入時には呼気二酸化炭素で成否を確認すること
（a）ほかのオプションは，マスクまたはLMA麻酔下，あるいは局所浸潤麻酔や区域麻酔下で手術を行う
（b）外科的または経皮的な気管切開術か輪状甲状膜切開術による侵襲的気道確保
（c）挿管困難時の次の非侵襲的オプションには，異なるタイプの喉頭鏡ブレードの使用，挿管用LMA，ファイバー誘導挿管，スタイレットかチューブ交換具（tube exchanger），光源付スタイレット，逆行性挿管，盲目的経口または経鼻挿管がある
（d）意識下挿管を再度試みるか，手術中止を考慮する
（e）緊急非侵襲的気道確保のオプションには，硬性気管支鏡，コンビチューブ換気，経気管ジェット換気がある

図5　ASA　Difficult Airway アルゴリズム（辻本三郎先生のご厚意により掲載）
2003年に改訂され，LMAは気管挿管とマスク換気が不能なときの第一選択となっています
（原典は文献5ですが，辻本三郎先生が和訳したものを了解をいただいて引用）

6　気道確保困難（Difficult Airway）におけるLMA

Dr. Brainは，開発当初からLMAが気道確保困難症例にも有用と報告しています．米国での使用認可から間もない1993年に公表された米国麻酔科学会（American Society of Anesthesiologists：ASA）の気道確保困難に対するガイドラインでは重要視されませんでした．しかし，その後にLMAの重要性を認める報告が多く示されました．2003年に改訂されたガイドライン（図5）では，**LMAは気管挿管とマスク換気の両方が困難なときの第一選択となりました**[5]．また，1997年には気管挿管のために改良されたファストラックが登場しています．

7　LMAの選択肢拡大その2：LMA プロシールの登場

発売当初よりLMAの弱点であった誤嚥への対策と陽圧換気を克服すべく研究・開発が進められました．1994年に試作されたプロトタイプ（図6）[2]は，腹側カフと背側カフのダブルカフを採用することでより高いシール圧が得られ，胃管挿入用チューブも追加されました．その後さらに改良されて，2000年にはプロシールとして販売が英国で開始され，日本でも2001年から発売されました．

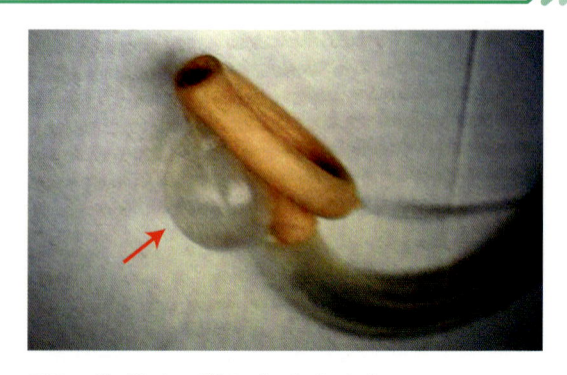

図6　ダブルカフ型のプロトタイプ
背側にもカフが追加されています（→）．これをさらに進化させたものがプロシールです（文献2より転載）

8　LMAの選択肢拡大その3：ディスポーザブルタイプの導入

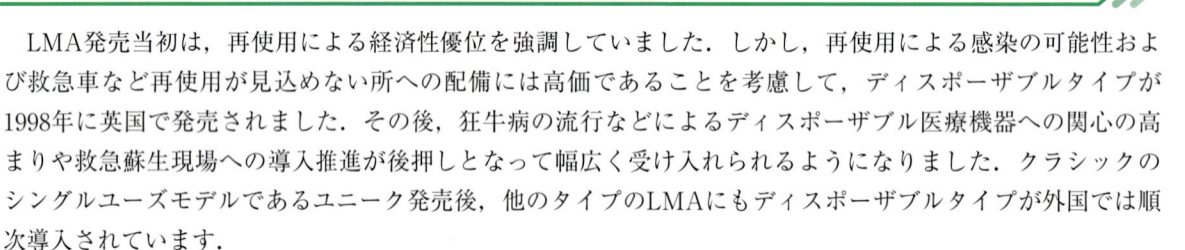

LMA発売当初は，再使用による経済性優位を強調していました．しかし，再使用による感染の可能性および救急車など再使用が見込めない所への配備には高価であることを考慮して，ディスポーザブルタイプが1998年に英国で発売されました．その後，狂牛病の流行などによるディスポーザブル医療機器への関心の高まりや救急蘇生現場への導入推進が後押しとなって幅広く受け入れられるようになりました．クラシックのシングルユースモデルであるユニーク発売後，他のタイプのLMAにもディスポーザブルタイプが外国では順次導入されています．

9　今後の動向その1：日本国内への導入が予想される製品

最初のプロトタイプ作成から25年以上経過し，タイプも当初クラシックの一種類であったものが，前述したようにさまざまなタイプのLMAが利用可能です．2009年1月現在で，海外では入手可能ながら日本国内で未発売の製品には，以下の物があります．

1）ファストラックの進化型であるLMA CTrach（図7）

これは，ファストラックにバッテリー駆動の液晶モニター付カメラを内蔵させたもので，気管支ファイバースコープなしで声門の画像を確認しながらの気管挿管が可能です．

2）LMA Supreme（図8）

これは，これまでに開発された数種類のLMAからよい箇所を抽出して1つの製品にしたものです．簡単に説明すると，ディスポーザブルの材質でつくったファストラックとプロシールとの合体モデルです．

3）各タイプのディスポーザブルモデル

クラシックのシングルユースモデルであるユニーク以外にも，海外ではフレキシブル，ファストラックのディスポーザブルタイプが入手可能です．

図7　LMA CTrach
ファストラックにバッテリー駆動の液晶モニター付カメラを内蔵したものです

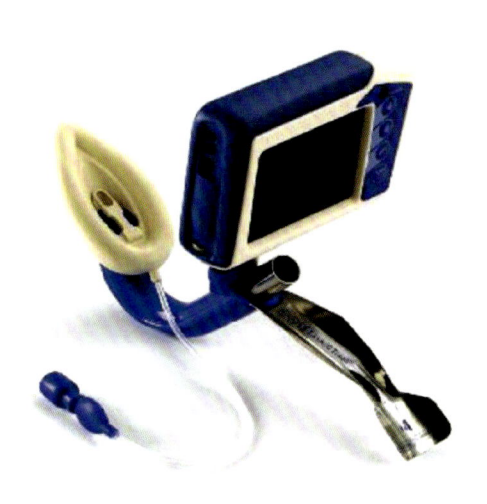

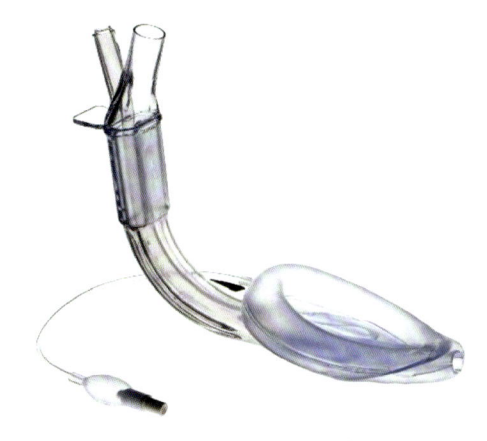

図8　LMA Supreme
ファストラックとプロシールの機能を兼ね備えています

10　今後の動向その2：さらなる可能性を秘めて

　さまざまなタイプのLMAが開発，導入され，LMAの臨床適応範囲は飛躍的に広がっています．しかしながら，これまでに，そして現在も，LMAには種々の問題点と限界が存在します．ここでは，これまでに指摘されてきたLMAの問題点とその対策を簡単な表にまとめてみましょう（**表1**）．

表1　LMAの問題点と対応

問題点	原因（未確定の因子も含めて）	対策・対応
誤嚥の危険性	・カフと周囲組織との不完全な密着性 ・カフの位置異常などによるすき間形成	・症例や対象手術の選択 ・適切な麻酔深度維持 ・プロシールの登場
換気のトラブル（陽圧換気を含めて）	・不適切なサイズ選択 ・LMAの位置異常 ・カフ周囲からの換気ガス漏れ ・患者因子（肥満・低い肺と胸郭のコンプライアンス） ・術式など手術側因子	・選択できるサイズの増加 ・挿入時のカフ脱気量変更や挿入法の工夫・変更 ・症例や対象手術の選択 ・プロシールの登場（より高いカフシール圧） ・適切な麻酔深度維持や高い気道内圧の回避
咽頭痛・声帯の障害	・カフ内圧の異常 ・不適切なサイズ選択 ・低温で乾燥した吸気 ・局所麻酔薬入り潤滑剤使用	・ディスポーザブルタイプの登場（亜酸化窒素によるカフ内圧変化が小さい） ・人口鼻などの使用 ・局所麻酔薬が非添加の潤滑剤を使用
感染症伝播の危険性	・不完全な洗浄・滅菌後の再使用 ・通常滅菌では不活化しない異常プリオンタンパク質による疾患	・ディスポーザブルタイプ製品の使用
経鼻挿管困難	・経鼻挿管を目的としていないため，当然ながらカフが鼻腔を通過しない（開発初期には，カフ部とチューブが分離できるタイプも検討されている）	・現時点では使用者側での創意工夫が必要 　フレキシブルを用い，胃管や尿道カテーテルを利用した逆行性鼻腔挿入

この表1に示したように、1981年以降、**LMAの歴史は自らの問題点を克服してきた歴史**と言い換えることができます。ここに示した個々の問題点がすでに解決されているわけではありません。さらに、ここに示した問題点以外にも、未熟児での使用、ICUでの呼吸管理などの長期間使用や、ヒト以外の動物への適応などまだまだ多くの可能性を秘めています。

11 年表

最後に、この章で振り返ってきたLMAの歴史を簡単な年表にまとめてみます（表2）。

表2 LMA関連の年表

年	出来事
1920年代	Dr. Magillらにより盲目的経鼻挿管が普及する
1935年	経口エアウェイ（ゲデルエアウェイ）が開発される
1968年	Mouth-to-lung airway（食道閉鎖式エアウェイ）が雑誌に紹介される
1981年	Dr. BrainがLMAの最初のプロトタイプを作成、臨床試用する
1983年	Br. J. Anaesth.にDr. Brainの最初の論文が掲載される
1988年	英国でクラシックの発売開始（日本では1990年）
1992年	英国でフレキシブルの発売開始（日本では1994年） 日本国内で、救急救命士によるLMA使用が認められる
1996年	ASA Difficult Airway アルゴリズムで、LMAの有用性が認められる
1997年	英国でファストラックの発売開始（日本では1998年）
1998年	英国でユニークの発売開始（日本では2004年）
2000年	英国でプロシールの発売開始（日本では2001年）
2005年	英国でLMA CTrach（国内未発売）の発売開始
2007年	英国でLMA Supreme（国内未発売）の発売開始

> **ポイント**
> - 1981年に英国で誕生したLMAは、四半世紀の間に、世界で最も頻用される声門上気道確保器具としての地位を確立した
> - LMAは、クラシックからファストラックやプロシールへと進化し、今後もさらなる進化を続けるだろう

参考文献

1) DonMichael. T. A., et al.：Mouth-to-lung airway for cardiac resuscitation. Lancet, 2：1329, 1968
2) Laryngeal Mask Anesthesia：Principles and Practice. 2nd ed.（J. R. Brimacombe），Saunders，2005
3) Brain, A. I. J.：The laryngeal mask-anew concept in airway management. Br. J. Anaesth., 55：801-805, 1983
4) 「ラリンジアルマスクのすべて」（Brimacombe, J. R. ほか 著，天羽敬祐 監訳），診断と治療社，1998
5) American Society of Anesthesiologists Task Force on Management of the Difficult Airway：Practice guidelines for management of the difficult airway: an updated report. Anesthesiology. 98：1269-1277, 2003

index 索引

和文

あ行

亜酸化窒素	35, 65, 82
胃管	47, 54, 67
息こらえ	78
イソフルラン	65
位置異常	78
一側肺換気	58
胃内容逆流	78, 79, 80
咽頭	18
咽頭後壁	24
咽頭痛	35
イントロデューサー	13, 42, 79, 80
エアウェイチューブ	84
会陰・経腟手術	57
嚥下運動	69
嘔吐	79, 80
オートクレーブ	60

か行

咳嗽反射	69
回復での注意点	69
下顎挙上	26, 54, 60, 63
下気道	18
覚醒	69
覚醒下開頭術	57
合併症	77
カフの背面への折れ曲がり	50, 52
カフ先端が深い	50
カフ先端が声門へ	49, 51
カフ先端が浅い	50
カフ先端が鼻へ	49, 51
カフ内圧	82
カフ容量	34
ガムエラスティックブジー	54, 67, 79
眼科手術	57
換気異常	78
換気ガス漏れ	34, 46, 67, 68, 78
換気困難	81
顔面熱傷	74
気管挿管	11, 28
気管挿管困難	92
気管内吸引	29
気道	18
気道確保	10
気道確保困難	25, 31, 84, 91, 98
気道確保困難アルゴリズム	92
気道の有害反射	62
気道閉塞	10, 16, 62, 78, 79, 80, 81
救急救命士	71
救急救命士法	100
救急現場	71
救急蘇生の気道確保	23
吸入麻酔	65
筋弛緩薬	33, 62, 77, 81
クラシック	11
経口エアウェイ	12
頸椎疾患	25
経尿道的内視鏡手術	57
頸部前屈位	21
口蓋	18
口腔	18
膠原病	82
硬口蓋	18, 24
甲状軟骨	19
喉頭	19
喉頭蓋エレベーターバー	14, 84
喉頭蓋の折れ曲がり	63, 79, 90
喉頭痙攣	60, 62, 69, 78, 96
喉頭展開	28, 30
硬膜外麻酔	65
誤嚥	12, 77, 79
コールマック分類	30
呼吸管理	66

さ行

砕石位	80
鎖骨手術	57
嗄声	82
耳鼻科手術	57
臭化ベクロニウム	33
シュープリーム	16
終末呼気炭酸ガス濃度	66
術式別難易度	56
準備	32
上気道	18
小児	95
静脈麻酔	65
静脈麻酔薬	33
睫毛反射	60

食道閉鎖式エアウェイ	17, 99
神経障害	82
神経麻痺	35
新生児蘇生	97
心肺蘇生	71
スニッフィング体位	21
整形外科手術	57
声帯	19
正中位	21
声門閉鎖	62
脊髄くも膜下麻酔	65
咳反射	28
舌下神経麻痺	82
舌根沈下	10
セボフルラン	60, 62, 65, 96
先端が浅い	52
前投薬	59
挿管困難	30
挿管困難の要因	73
挿管用ラリンジアルマスク	84
挿入異常	51
挿入異常のパターン	49
側臥位	57
鼠径ヘルニア手術	57

た行

体位変換	65, 69
体動	65
体表面の手術	57
正しく挿入されたプロシール	51
脱気	40, 64
タップテスト	79
卵アレルギー	62
痰	29
チアミラール	62
ディスポーザブル	16
デフレーター	13
頭低位	80
頭部後屈	21
頭部後屈あご先挙上法	23
糖尿病	82
ドレーンチューブ	13

な行

軟口蓋	18, 25
乳児	95
乳房手術	57
粘膜損傷	35
のどの痛み	82

は行

肺手術	58
排痰	35
パイロットバルーン	13
反回神経麻痺	82
反射	62
ハンドル	84
人差し指挿入法	41, 66
肥満	72
標準挿入法	37, 40
標的濃度調節持続静注	65
披裂喉頭蓋	26
披裂軟骨	19
ファイバースコープ	94
ファストラック	14, 84, 93
フェンタニル	33, 60, 66, 78
腹臥位手術	58
ブジー法	67
腹腔鏡手術	58
物品	32
フレキシブル	15, 57
プロシール	13, 57, 66
プロシール挿入	63
プロポフォール	33, 60, 62, 65, 77, 81, 96
米国麻酔科学会	102
ベクロニウム	62, 78
傍正中法	43, 53, 79
補助呼吸	66

ま行

麻酔導入	59
麻酔の維持	65
マスク位置異常	77
マスク換気	30
マスク換気困難	91
マスク法	10
末梢循環障害	82
末梢神経の障害	77
ミダゾラム	78
滅菌処理	13

や行

薬剤	33
有害反射	60, 70, 77, 78
ユニーク	16, 82

ら行

らせんチューブ	16
ラリンジアルチューブ	17, 72, 75
梨状陥凹	26
リドカイン	60
輪状軟骨	19
輪状軟骨圧迫	93
レミフェンタニル	60, 66
ロクロニウム	62

欧文

A

ASA Difficult Airwayアルゴリズム	92, 101
ASAの全身状態分類	57

B

Benumofらの気道確保アルゴリズム	91
BISモニター	65
BIS値	65

C

CP	93
CICV	31
Cormack分類	30
CTrach	17

D

DASの気道確保困難アルゴリズム	93
Difficult Airway	31

E

$ETCO_2$	66

G

Goldman nasal mask	99

I

ILMA	84

J

just seal	46, 82

L

LT	72, 75
lateral approach	79
LMA挿入法の種類	37
LMAの3つの特徴	37
LMAのサイズバリエーション	12
LMAの位置異常	63, 78
LMAの禁忌	56
LMAの固定	81
LMAの利点と欠点	71
LMA抜去のタイミング	69

M

Mallampati分類	93

O

one lung ventilation	58

P

Pierre-Robin症候群	97

S

Supreme	16

T

TCI（target controlled infusion）	65
Treacher Collins症候群	74, 97

あとがき
～LMAとの出会い～

　LMAとの出会いは医師として後期研修の頃である．初期研修では，内科を中心に素晴らしい研修の機会に恵まれた．麻酔科でも短期間ではあるが熱心な先生方の指導で，知識と技術，そして医療者としてベストを尽くす姿勢を教えて頂いた．その後は麻酔科医として後期研修の病院に移った．

　新しい病院の全身麻酔は，今までの全身麻酔のイメージを根本から変えるものだった．麻酔の導入はあっという間に終わり，10分後には手術が始まっていた．喉頭鏡も筋弛緩薬も使わない．気管チューブではなく，LMAが使われていた．また，麻酔覚醒は穏やかだった．LMAを抜くと同時に患者さんは話ができ，眉間にしわがよることもない．ふとんで熟睡して朝起きるのと同じに見えた．気管チューブでの咳き込みや，痰や唾液まみれになることもなかった．こんな快適な全身麻酔がある．すごいと思った．

　こんな全身麻酔が自分も出来ればと思った．すでに，マスク換気と気管挿管は自信があり，指導者からLMAの持ち方から細かく説明を受けた．徐々に使いこなせるようになったが，自分だけでは上手くいかないことも多かった．挿入では咳き込み，換気が来ない．再挿入していると挿管より時間がかかった．指導者と同じ方法なのにと苛立った．また，手術中には急に呼吸状態が変わり慌てることもあった．その頃，挿管に必要な知識だけではLMAを使いこなせないとわかり始めた．それからは本や論文を調べてよい麻酔の方法を探っていった．

　その後，臨床研究で全国の病院を訪れ，ワークショップで多くの麻酔科医に接する機会に恵まれた．そこで，LMAが正しく使用されていることが少ないという現実を知った．多くの医師が先輩の限られた指導や自分の思いこみでLMAを使っていた．我流では当然トラブルが起こる．このため，使えない道具として倉庫でLMAが埃をかぶっている病院もあった．これは患者側・医療者側の両方に不幸なことと思った．また，欧米の気道管理のワークショップに参加すると，LMAよりファイバーの話が多かった．これはLMAが必要ないからではなく，多くの麻酔科医はすでにLMAを普通に使っているので，今さら講義の必要がないことも驚きだった．

　LMAを確実に使うには気管挿管に必要な知識だけでは不十分である．上気道の詳細な解剖と体位による変化，有害反射などの生理学的な知識，有害反射をおさえるための薬剤の知識などである，これらをわかりやすくコンパクトにまとめた本は今までなく，必要だと考えた．また，LMAによって気道への理解が深まり，気道管理全体の質が上がることは重要である．

　気道管理は失敗すると患者の命に関わる処置であり，数分で解決しないといけない．患者側に大きなダメージを与えると同時に，我々医療者側の大きなストレスにもなる．今でも麻酔で致死的な合併症を起こす原因として，気道管理の失敗が大きな問題である．麻酔・救急に限らず，医療には気道管理は必要不可欠な処置である．この本が気道のトラブルの減少に役に立つことを願いながら，あとがきにしたいと思う．

2009年3月

新日鐵広畑病院麻酔科

村島浩二

編者プロフィール

岡本浩嗣（OKAMOTO Hirotsugu）
● 北里大学医学部麻酔科学教授

1987年に九州大学医学部を卒業し，九州大学医学部附属病院麻酔科研修，福岡こども病院麻酔科研修を経てアメリカ合衆国ウィスコンシン医科大学麻酔科学，生理学で心臓生理，大脳生理について学ぶ．2000年に帰国してからは，経食道心エコーの教育・普及に努める傍ら，脳生理，心臓血管麻酔，小児循環器の基礎・臨床研究を続けている．2008年10月から北里大学医学部麻酔科学教授となり現在にいたる．

日本麻酔科学会評議員・指導医，日本心臓血管麻酔学会評議員・経食道心エコー委員，日本周術期経食道心エコー試験（JB-POT）委員．

村島浩二（MURASHIMA Koji）
● 新日鐵広畑病院麻酔科担当部長

1994年に産業医科大学を卒業，飯塚病院にて内科・救急などの研修を行う．その後，九州厚生年金病院麻酔科・救急部，門司労災病院麻酔科を経て現職．様々な学会やワークショップでの気道管理の講演とともに，AMCA（Airway Management Trainig Course in Anesthsiology and Critaical Care Medicine）でより安全な気道管理の普及にも関わる．

著者からのひとこと

気道管理は医療には必要不可欠な処置です．昔は，「習うより慣れろ」という考えが主流でしたが，今は「習ってから慣れろ」という時代になりました．evidence based な気道管理により，患者側・医療者側の両方が幸せになればいいですね．

ビジュアル基本手技 10
確実にできる！ラリンジアルマスク
標準挿入法から挿入困難例への対応，救急医療での使用まで

2009年5月1日 第1刷発行

編　者	岡本浩嗣，村島浩二
発行人	一戸裕子
発行所	株式会社　羊　土　社
	〒101-0052
	東京都千代田区神田小川町2-5-1
	TEL：03（5282）1211
	FAX：03（5282）1212
	E-mail：eigyo@yodosha.co.jp
	URL：http://www.yodosha.co.jp/
印刷所	株式会社　平河工業社

ISBN978-4-89706-339-3

本書の複写権・複製権・転載権・翻訳権・データベースへの取り込みおよび送信（送信可能化権を含む）・上映権・譲渡権は，（株）羊土社が保有します．

JCLS ＜（株）日本著作出版管理システム委託出版物＞　本書の無断複写は著作権法上での例外を除き禁じられています．複写される場合は，そのつど事前に（株）日本著作出版管理システム（TEL 03-3817-5670，FAX 03-3815-8199）の許諾を得てください．

熱い支持を受けて10冊目！シリーズ既刊のご紹介

シリーズの特徴
- カラー写真・イラストが豊富で手技の様子が一目でわかる
- 基本的で大切なことから丁寧に解説
- 大判サイズで見やすい！指導用のテキストとしても最適

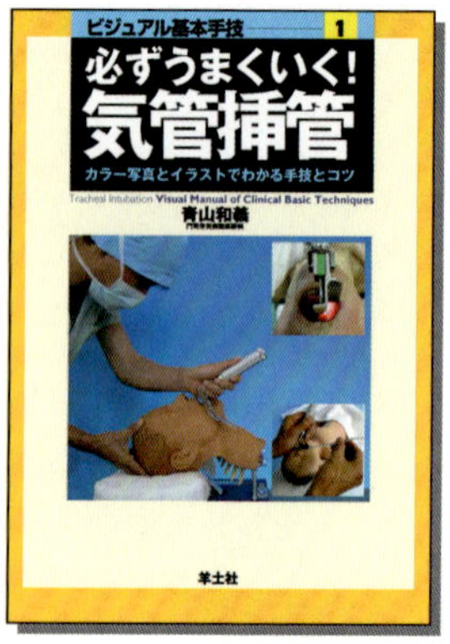

必ずうまくいく！ 気管挿管
カラー写真とイラストでわかる手技とコツ

青山和義／著

- 定価（本体3,800円＋税）
- A4判　167頁
- ISBN978-4-89706-330-0

『気管挿管』に的を絞った初心者向けの超明解な手技マニュアル！
他ではなかなか見られない，良い例，悪い例の写真や，各ステップごとの喉頭の視野の写真などは必見！

カラー写真でみる！ 骨折・脱臼・捻挫
画像診断の進め方と整復・固定のコツ

内田淳正，加藤 公／編

- 定価（本体4,500円＋税）
- A4判　159頁
- ISBN978-4-89706-332-4

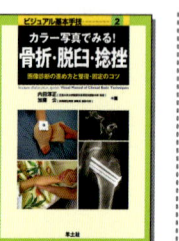

カラー写真で必ずわかる！ 消化器内視鏡
適切な検査・治療のための手技とコツ

中島寛隆，長浜隆司，幸田隆彦，浅原新吾／著

- 定価（本体6,000円＋税）
- A4判　190頁
- ISBN978-4-89706-331-7

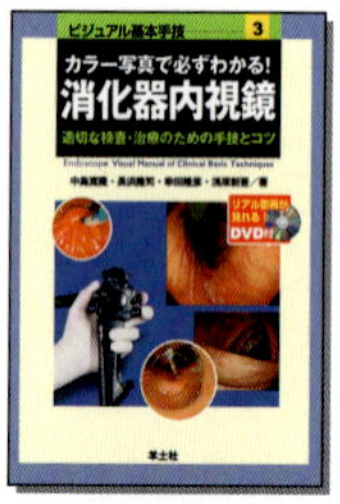

カラー写真でよくわかる！ 注射・採血法
適切な進め方と安全管理のポイント

繁田正毅／編

- 定価（本体3,900円＋税）
- A4判　189頁
- ISBN978-4-89706-333-1

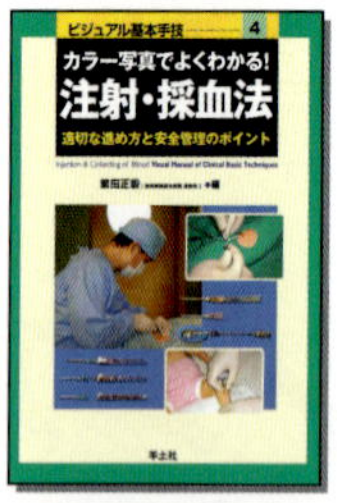

必ず上手くなる！ 中心静脈穿刺
部位別穿刺法のコツと合併症回避のポイント

森脇龍太郎，中田一之／編

- 定価（本体4,300円＋税）
- A4判　146頁
- ISBN978-4-89706-334-8

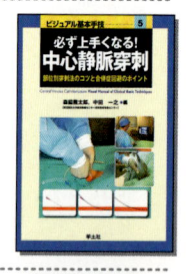

写真とシェーマでみえる！ 腹部エコー
適切な診断のための走査と描出のコツ

住野泰清／編

- 定価（本体5,400円＋税）
- A4判　223頁
- ISBN978-4-89706-335-5

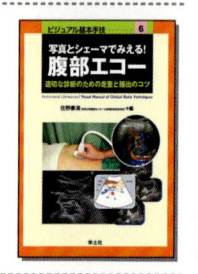

必ず撮れる！ 心エコー
カラー写真とシェーマでみえる走査・描出・評価のポイント

鈴木真事／編

- 定価（本体4,500円＋税）
- A4判　158頁
- ISBN978-4-89706-336-2

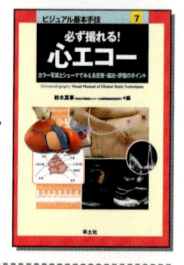

コツを覚えて必ずできる！ 体腔穿刺
部位・臓器別にみる間違いのない穿刺のポイント

真弓俊彦／編

- 定価（本体4,500円＋税）
- A4判　139頁
- ISBN978-4-89706-337-9

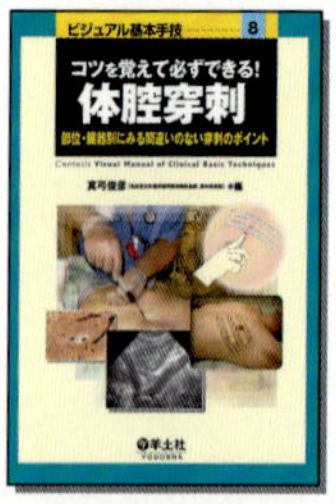

確実に身につく！ 縫合・局所麻酔
創に応じた適切な縫合法の選択と手技のコツ

落合武徳／監修　清水孝徳，吉本信也／編

- 定価（本体4,500円＋税）
- A4判　141頁
- ISBN978-4-89706-338-6

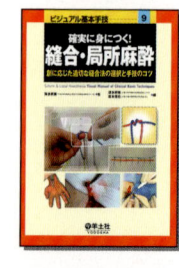

発行　羊土社 YODOSHA
〒101-0052 東京都千代田区神田小川町2-5-1　TEL 03(5282)1211　FAX 03(5282)1212
E-mail: eigyo@yodosha.co.jp
URL: http://www.yodosha.co.jp/

ご注文は最寄りの書店，または小社営業部まで

救急診療・ICUで役立つ書籍

「こんな講義を受けたかった」と大評判！

Dr.寺沢 流
救急診療の極意
自信がわき出る人気講義録

寺沢秀一／著，林　寛之／執筆協力

- ☐ 定価（本体2,900円＋税）
- ☐ A5判　☐ 252頁
- ☐ ISBN978-4-7581-0647-4

救急の基本＋役立つワザ＋そっと教えるこぼれ話で，当直も怖くない!!

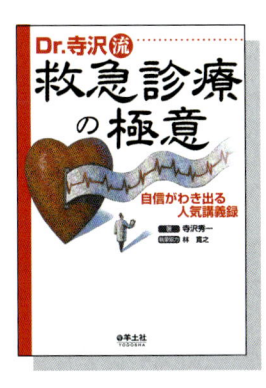

大好評のICU入門書，待望の改訂版！

改訂第2版

ICUでの病態管理と急変時に役立つQ&A

三宅康史／編

- ☐ 定価（本体4,500円＋税）
- ☐ B5判　☐ 222頁
- ☐ ISBN978-4-7581-0660-3

治療のノウハウや検査，鑑別などICUでの日頃の疑問がすっきり解決

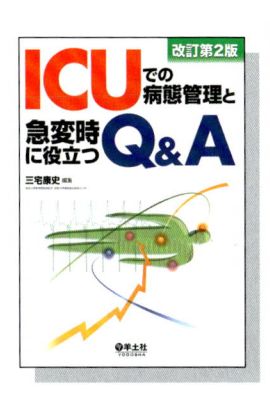

失敗を未然に防ぐ診療のポイントがわかる！

救急外来でのキケンな一言
トラブル事例に学ぶ診療のピットフォールとTips

岩田充永／著

- ☐ 定価（本体3,300円＋税）
- ☐ A5判　☐ 227頁
- ☐ ISBN978-4-7581-0652-8

救急外来で研修医が口にしがちな"一言"に潜む失敗と，その原因，対応策をわかりやすく解説

三次救急対応の必携ハンドブック

新版 救命救急センター
初期治療室マニュアル

杉山　貢／監，荒田慎寿／編

- ☐ 定価（本体4,500円＋税）
- ☐ A5変型判　☐ 438頁
- ☐ ISBN978-4-7581-0654-2

大好評の初版を全面刷新！救急で出合う重要な疾患・病態を103項目に分け，初期治療の手順とポイントを簡潔に解説

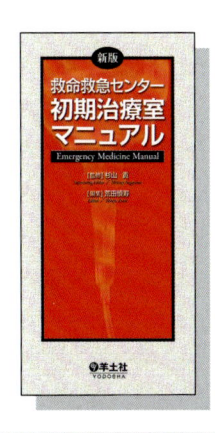

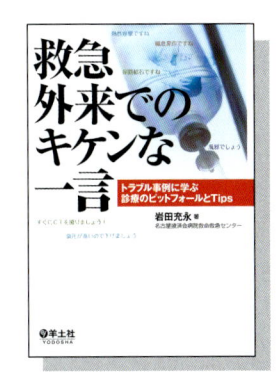

発行　羊土社 YODOSHA
〒101-0052　東京都千代田区神田小川町2-5-1
E-mail：eigyo@yodosha.co.jp
URL：http://www.yodosha.co.jp/
TEL 03(5282)1211　FAX 03(5282)1212
ご注文は最寄りの書店，または小社営業部まで

麻酔科診療に役立つ書籍

動画でわかる！実践的なDAMの解説書！

挿管困難対策手技マニュアル

安全な挿管のための基本知識とDAM症例におけるデバイスの使い方

尾﨑 眞／監修，車 武丸／編

- 定価（本体6,800円＋税）
- B5判　164頁
- ISBN978-4-7581-0659-7

カラー写真と動画で注目のAWS，FOB，トラキライト，スタイレットスコープの使用法がマスターできる！

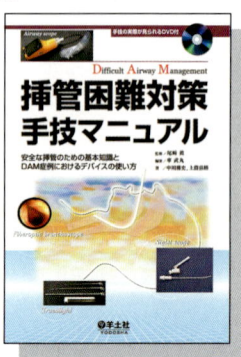

初心者のための手技マニュアル！

カラー写真で一目でわかる 経食道心エコー

撮り方，診かたの基本とコツ

岡本浩嗣，外 須美夫／編

- 定価（本体5,700円＋税）
- A4判　117頁
- ISBN978-4-7581-0637-5

豊富なカラー写真で手技を基本から丁寧に解説！撮り方・診かたのコツとポイントが一目でわかる！経食道心エコーを習得するならまず本書から！

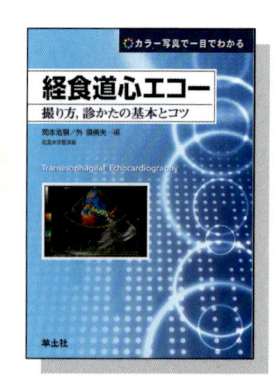

必須テクニックが見開きで一目でわかる！

イラストでわかる 麻酔科必須テクニック

正しいロジックとスマートなアプローチ，合併症の予防・対策

土肥修司／著

- 定価（本体4,300円＋税）
- B5判　284頁
- ISBN978-4-7581-0618-4

正しいロジックとスマートなアプローチ法，合併症の注意点を豊富なイラストでわかりやすく解説

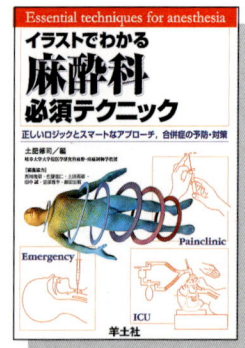

必須知識をコンパクトに整理!!

麻酔科研修チェックノート 改訂第2版

讃岐美智義／著

- 定価（本体3,200円＋税）
- B6変型判　382頁
- ISBN978-4-7581-0568-2

書き込み式で研修到達目標が確実に身につく！麻酔科研修に臨むすべての研修医必携！

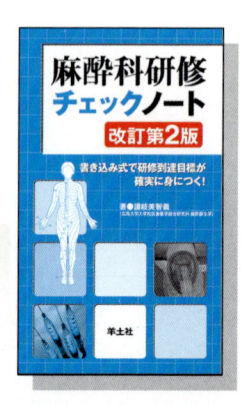

発行 羊土社 YODOSHA
〒101-0052 東京都千代田区神田小川町2-5-1　TEL 03(5282)1211　FAX 03(5282)1212
E-mail：eigyo@yodosha.co.jp
URL：http://www.yodosha.co.jp/

ご注文は最寄りの書店，または小社営業部まで